1日1論文、30日で、
薬剤師としてレベルアップ！

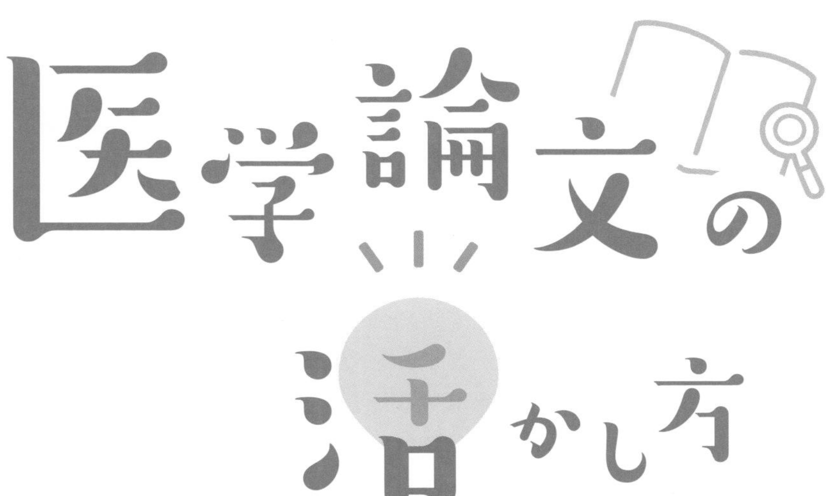

編著　児島 悠史・上田 昌宏
編著協力　青島 周一

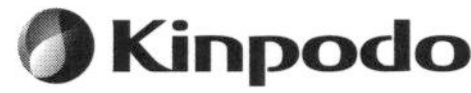

はじめに

「論文」は、最先端の医療や難病・がんなど専門性の高い薬物治療に携わる薬剤師だけが読むもので、自分には縁遠いものだ……と思っている人は、意外と多いです。私も新人の頃はそう考えていました。しかし、ある勉強会で、論文というものは日々の何気ない日常業務……例えば、「服薬指導の内容をより良いものにする」「目の前の患者が優先的に注意すべきものは何かを考える」「新薬の使いどころを考える」、そんな時にもとても役立つことに気づかされました。

さらに、「同じ論文を読んでいるのに、人によって解釈や意見が全く違うことがある」ということも、私にとっては大きな驚きでした。勉強会の参加者は、薬剤師としての立場や経験年数も違えば、日頃接している患者層も異なります。また、薬剤師である前に、人としての人生観や価値観もそれぞれ違いがあります。そのため、同じデータを見ても、この情報をどう患者のために活用するかという視点は、大きく異なって当然と言えます。こうした自分と異なる意見を持つ人は、どういった理由でそう考えるに至ったのか、その多様な価値観や背景を理解して共有することは、薬剤師としての視野を広げて教養を深めることにつながる、とても得がたい勉強になることを知りました。

そこで本書では、私が勉強会で感じたこうした体験を紙面上に再現するため、日頃から論文に触れている 26 名の薬剤師で、「論文を読んでどう患者のために活かしたのか」という視点でそれぞれの意見を書きました。患者の抱える様々な「正解のない問題」に立ち向かう薬剤師にとって、論文は必要不可欠なツールの一つです。本書が、論文の具体的な活用方法を知るきっかけとして、論文と現場をつなぐ一助になれば幸いです。

本書の執筆にあたり、企画立案から一緒に考えて頂いた上田昌宏先生、論文の選抜を手伝って頂いた青島周一先生、金芳堂の皆様には心から御礼申し上げます。

2020 年 8 月

児島 悠史

情報過多と言われる時代に、私たちは溢れかえる情報の中から迅速かつ的確に取捨選択し、自身の知識、考え方をアップデートしていかなければなりません。薬剤師の情報のよりどころの一つに「医学論文」があてはまる方も多いと思います。本書は、論文に馴染みのない方にとっては、論文を読む足掛かりとなる各領域の重要な論文集の位置づけになり、論文に慣れた方にとっては、情報活用の多様性を知るワークショップの疑似体験になるかもしれません。論文を読み始めた頃、各領域の読んでおくべき論文が何であるか見当もつかない場合も多いです。実際、僕がそうでした。読むべきものがわからず、EBMの書籍を読んだり、ワークショップや学会に出かけたりして、大事そうな論文を読み、知識を蓄積していった記憶があります。読み慣れていくと、論文の結果はいろいろな見方ができることに気づきました。そして、「他の方が論文結果をどのように捉え、解釈しているのか」というところに大きな関心を抱くようになったのです。また、僕自身の価値観や概念を構成する何かが変わっていったように思います。

本書では、各領域で押さえておきたい論文30本と、その論文に対する様々な薬剤師の解釈を散りばめ、いくつもの気づきが得られる構成になっています。医療現場で、正解のない問いに対して、答えのようなものを探求し続ける私たちは、できる限り多様な価値観に触れ、世界を広げていく必要があります。そこから生み出される考え方をベースにし、患者・市民に対してその一人ひとりの生活に思いを馳せることで、良き医療情報の提供と活用ができるのではないでしょうか。本書がその一助になれば嬉しく思います。

最後に、本書の執筆にあたり、初学者向けのランドマークスタディ集の重要性を熱弁したことをきっかけに、執筆の機会を与えてくださった児島悠史先生、編集担当の西堀智子様をはじめとする金芳堂の皆様には心から御礼申し上げます。

2020年8月

上田 昌宏

目　次

COLUMN

Break Time 〜論文を読む時の Tips 〜

※薬価は、2020 年 4 月現在のものです。

※本書のサポートページのご案内

金芳堂のウェブサイトで本書のサポートページを公開しています。本書掲載の文献のリスト（PubMed へのリンク付き）などを閲覧頂けます。サポートページは下記 URL または右の QR コードからアクセスできます。 https://www.kinpodo-pub.co.jp/readthepaper

本書の構成

〈 見　本 〉

β遮断薬／CIBIS-Ⅱ試験

20 day

心不全に禁忌とされてきた「β遮断薬」は、心不全の治療薬となり得るか

Lancet. 1999; 353: 9-13. PMID: 10023943

β遮断薬は、陰性変力作用によって左室の収縮力を低下させることから、心臓が弱っている心不全には禁忌と考えられてきた。しかし、実際にはβ遮断薬を使うと左室機能は改善されることが報告され、治療薬としての可能性が議論されるようになった。そこで、こうした左室機能の改善が、慢性心不全の予後にどう影響するのか、β遮断薬である「ビソプロロール」の有用性を検証する試験が行われた。

研究デザイン：RCT、ランダム化比較試験（ヨーロッパ）

対象：P	NYHA Ⅲ～Ⅳ度、EF ≦ 35%（1）の心不全患者（n=2,647、平均 61 歳）
介入：E	ビソプロロール 1.25mg（n=1,327）
対照：C	プラセボ（n=1,320）
結果：O	主：全死亡
期間：T	1.3 年（平均値、早期中止）

結果

■全死亡：HR＝0.66［95% CI: 0.54-0.81］
ビソプロロール群:156 例（11.8%）vs プラセボ群:228 例（17.3%）

□すべての原因による入院（p＝0.0006）
ビソプロロール群：440 例（33%）vs プラセボ群：513 例（39%）

1）左室駆出率（EF または LVEF：Left Ventricular Ejection Fraction）
心臓の左室の収縮機能の指標。1 回の拍出量／左室拡張末期容積の％で表され、50 ～ 80%が正常とされる。なお、心不全には左室駆出率が低下した心不全（HFrEF：Heart Failure with reduced Ejection Fraction）ばかりでなく、左室駆出率が 50％以上に保たれた心不全（HFpEF：Heart Failure with preserved Ejection Fraction）も多い。「HFpEF」は高血圧を患う高齢の女性に多いが、「HFrEF」と違って十分に効果的な治療法が確立されていない。

133

β遮断薬

⑳ 心不全に禁忌とされてきた「β遮断薬」は、心不全の治療薬となり得るか

本書は、テーマとなる30個の論文について、現場の薬剤師が論文をどういう目線・目的で読み、どういった点に注意して解釈し、その情報をどのように新薬採用や疑義照会・処方提案・服薬指導・自己研鑽などに活用したのか、それぞれの視点から述べた意見をまとめたものです。テーマ論文の背景や、論文に掲載されている情報をPECO形式でまとめたページの後に、3～4人の薬剤師の意見や活用方法が続きます。

お題論文の情報：医学雑誌の名前、発行年、ページやPMIDを記載

PMIDの数字を、PubMed（https://pubmed.ncbi.nlm.nih.gov/）の後に入力すると、該当の論文を開くことができます。

背景：その臨床試験が行われるに至った背景や、当時の状況を解説

研究内容：臨床試験の内容をPECO形式で記載

（P：対象）どんな患者を対象に、（E：介入）どういった介入を行うと、（C：対照）何と比べて、（O：結果）どうなるのか
と併せて、研究デザインや実施された国・地域、試験期間をまとめています。

結果：臨床試験で得られた結果を記載

■：主要評価項目（その研究で明らかにしたかったもの）
□：副次評価項目（ついでに調べたもの）

用語解説：論文抄読に必要な用語などを簡単に解説

執筆者一覧（五十音順）

青島 周一　（医療法人社団 徳仁会　中野病院）
稲生 貴士　（医療法人社団 慈恵会　新須磨病院　薬局）
上田 昌宏　（摂南大学　薬学部　薬学教育学研究室）
大沼 真季　（株式会社メディセオ　学術情報部）
小笠原 まりあ
神田 佳典　（ウエルシア薬局株式会社）
木村 丈司　（神戸大学医学部附属病院　薬剤部）
桑原 秀徳　（医療法人 せのがわ　瀬野川病院 /NPO 法人 AHEADMAP）
児島 悠史　（Fizz-DI/株式会社 sing）
菅原 鉄矢　（NPO 法人 AHEADMAP）
鈴木 大介　（JA 愛知厚生連豊田厚生病院　薬剤部）
鈴木 猛弘　（ひまわり調剤薬局株式会社　ひまわり調剤　新川崎薬局）
高野 浩史　（すみれ薬局）
高橋 有　（公益財団法人 田附興風会　医学研究所　北野病院）
高橋 渉　（クオール株式会社）
田丸 蓉子　（ファーマシィ薬局 病院前）
新原 博輝　（アカカベ薬局 私部店）
根本 真吾　（日本調剤 株式会社 FINDAT 事業部/旧フォーミュラリー事業推進部）
野田 学　（JCHO 若狭高浜病院 薬剤部）
畠 玲子　（西木調剤薬局）
細川 智成　（公益財団法人 慈圭会　慈圭病院）
町田 和敏　（中田薬局）
矢作 和歌子
山本 雅洋　（中部薬品株式会社）
村田 繁紀　（医療法人六三会　大阪さやま病院）
kuriedits

抗ウイルス薬／CAPSTONE-1 試験

1 day 健康な成人のインフルエンザに対する、新薬「バロキサビル」vs 旧薬「オセルタミビル」

N Engl J Med. 2018; 379: 913-923. PMID: 30184455

インフルエンザの治療薬としては、およそ10年ぶりに登場した新薬『ゾフルーザ®（一般名：バロキサビル）』は、これまで使われてきた「ノイラミニダーゼ阻害薬」とは異なる作用機序を持つ「キャップ依存性エンドヌクレアーゼ阻害薬」である。1回の服用だけで治療が完結する利便性もあり、テレビや雑誌でも画期的な新薬として取り上げられ、医療従事者だけでなく一般市民の間でも話題となった。その新薬「バロキサビル」の臨床的な効果を、旧薬「オセルタミビル」と比較した試験。

研究デザイン：RCT（1）、ランダム化比較試験（日本）

対象：P	合併症のないインフルエンザ患者（n=1,064、12 ～ 64 歳）
介入：E	バロキサビル（n=456）
対照：C	オセルタミビル（n=377）、プラセボ（n=231）
結果：O	主：インフルエンザ様症状の有病期間 副：発熱期間、ウイルス排出量
期間：T	14 日

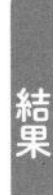
結果

■インフルエンザ様症状の有病期間（$p < 0.001$）
プラセボ群：80.2 時間［95% CI: 72.6-87.1（2）］
バロキサビル群：53.7 時間［95% CI: 49.5-58.5］
→「バロキサビル」は、症状緩和までの時間を 23.4 ～ 28.2 時間短縮、「オセルタミビル」と同等

1）RCT：Randomized Controlled Trial（ランダム化比較試験）
介入群と対照群の背景が均一になるよう、集団を無作為に群分けする比較試験。背景の偏り（交絡因子）による影響をできるだけ小さくするために用いられる方法で、「実薬 vs プラセボ（偽薬）」「新薬 vs 旧薬」「単独 vs 併用」などの比較がよく行われる。

2）95% CI：95% Confidence Interval（95%信頼区間）
求めようとしている「真値」はこの範囲内に収まるであろう、という区間。研究を100回繰り返し行うと100個の95%信頼区間が算出されるが、そのうち95個には「真値」が含まれている、という意味（→今回算出された95%信頼区間は、「真値」を含まない5個の方かもしれない）。

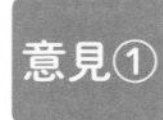

「バロキサビル」の臨床的位置づけ・採用を考える際の根拠に

自分自身は、「バロキサビル」の採用の是非について検討する必要があったため、この論文を読みました。基本的に、新規薬剤の採用を考えるにあたっては、その領域の既存薬と比較して、①有効性の面で優れる、②安全性の面で優れる、③経済性の面で優れる、④用法上のメリットがある、などの観点から評価を行っています。

さて、今回のCAPSTONE-1ですが、第Ⅲ相試験の主要評価項目である症状改善までの時間は、プラセボ（⚑3）と比較して約1日短くなるという結果でしたが、既存薬である「オセルタミビル」との間で有意な差は見られませんでした。2・3日目のウイルス量がバロキサビル群でプラセボ群およびオセルタミビル群と比較して有意に少ない結果が示されていますが、この結果をもって「バロキサビル」は「オセルタミビル」と比較して他者への感染リスクを下げることができると言えるかどうかは、現状ではわかりません。

また、注意が必要な結果として、第Ⅲ相試験のバロキサビル群370人のうち、9.7％で「バロキサビル」の感受性低下につながるI38T/Mのアミノ酸変異が見られています（プラセボ群ではアミノ酸変異は見られませんでした）。実際、バロキサビル群でI38T/M変異を有する患者では、変異を有しない患者よりも、症状改善までの時間の中央値が長い結果となっています（63.1時間 vs. 49.6時間）。抗微生物薬の場合、特

⚑3） プラセボ（placebo）
有効成分を含まない「偽薬」のこと。「プラセボ」を服用した群と比較することで、自然治癒や「薬を飲んだ」という暗示的効果による影響などを補正し、薬の作用そのものによる影響をより正確に検証することができるようになる。「プラセボ」でも死亡率が軽減したり、有害事象（⚑4）が増えたりといった報告は意外と多い。

⚑4） 有害事象
因果関係の有無を問わず、医療的介入の後に生じたすべての望ましくない反応のこと。極端なことを言えば、「薬を服用した後に起きた地震で、荷物が頭に落ちてきてケガをした」といったものも「有害事象」に含まれる。因果関係が否定できないものは「副作用」と呼ぶ。

に新規作用機序の薬剤では薬剤耐性の問題に注意が必要です。その薬剤に対する耐性が拡大した場合、以降に上市される同作用機序の薬剤についても耐性を獲得してしまう懸念があり、そうなると治療選択肢を失うことになります。

単回服用で良いという「バロキサビル」の用法は、アドヒアランス（⚑5）の観点から確かに大きなメリットです。しかしながら、既存薬の「オセルタミビル」と有効性の面で差が示されておらず、耐性ウイルスの出現・増加という安全性上の懸念が明らかになっていない状況で、「オセルタミビル」より優先して使用する理由はないと、個人的には考えました。また、この論文の editorial にも記載がありますが[1)]、第Ⅲ相試験の対象患者は 12 ～ 64 歳の健常人であり、高齢者、妊婦、入院を要する基礎疾患のある患者など、特に抗インフルエンザ薬の使用が必要と考えられる患者は対象から除外されています。さらに、「バロキサビル」は新規作用機序の薬剤であり、既存のノイラミニダーゼ阻害薬（⚑6）が無効な型のインフルエンザウイルス感染や、重症患者でのノイラミニダーゼ阻害薬との併用などで使用できる可能性があります。これらの患者に使用した場合のデータについても評価が必要と考えます。

なお、別の「バロキサビル」に関する研究では、小児を対象とした国内第Ⅲ相試験において、I38T/M のアミノ酸変異を認めるウイルスが対象患者 77 例中 18 例（23.4%）で認められたことが報告されています[2)]。また、バロキサビル未使用患者から I38T/M のアミノ酸変異を認めるウイルスが検出されたことも報告されています[3)]。今後、この薬剤の位

⚑5） アドヒアランス（adherence）
一般的には、「服薬遵守（きちんと薬を飲んでいること）」を指す用語として使われる。以前までは「コンプライアンス」という用語がよく使われていたが、こちらは医師や薬剤師の指示通りに服薬する（受動的）という色が強いのに対し、「アドヒアランス」は患者自らが納得した上で積極的に自分の治療に参加する（能動的）という意味で使われる。

⚑6） ノイラミニダーゼ阻害薬
インフルエンザウイルスの増殖を抑える抗ウイルス薬。内服薬に「オセルタミビル」、吸入薬に「ザナミビル」「ラニナミビル」、点滴薬に「ペラミビル」がある。今のところ一般集団に対して、効果にそれほど決定的な差は報告されていない。

置づけがどのようになるかはまだわかりませんが、この薬剤の臨床データが増え、立ち位置が見直される可能性もあります。自分としては引き続き客観的な評価を続けたいと考えます。

意見② 薬の実態を客観的に把握するためには、論文も「事実」と「意見」を区別して読むことが大切

自分の考えを述べる際は、どういった科学的根拠（事実）に基づいて、その考え（意見）に至ったのか、「事実」と「意見」を区別して扱うことが大切です。医療では、根拠のない憶測や直感で判断をすると患者に大きな不利益を与えてしまう恐れがありますし、かと言ってデータを並べるだけであればコンピューターでも十分だからです。学術論文は科学的根拠となる情報源のため、薬剤師にとって必要不可欠なものと言えますが、その論文にも客観的な「事実」と著者らの「意見」が含まれていることには注意して活用する必要があります。

論文の Methods や Results は、基本的に「事実」を中心に書かれています。例えばこの論文では、Methods に「合併症のない成人のインフルエンザ患者」が研究対象であること、また Results には「プラセボの投与でもインフルエンザは 80.2 時間ほどで症状が治まる」「バロキサビルを使えば 53.7 時間ほどで症状が治まる」ということが示されていますが、これらは「事実」の部分です。

一方、Discussion には著者の「意見」が多く含まれます。例えばこの論文では「バロキサビルはオセルタミビルよりも感染リスク抑制に役立つ可能性がある」ということが述べられていますが、これはあくまで著者らが今回の結果から「可能性がある」と考えた「意見」の部分です（これを検証済みの「事実」として扱うためには、改めてそのための研究を行う必要があります）。そのため、この部分の「意見」だけを切り取って「バロキサビルは既存の薬よりも感染リスクを抑制できる」と「事実」のように受け取ってしまうことは、論文の拡大解釈になってしまいます。

実際、この「バロキサビル」は世間の関心も大きかったことから、メーカーのパンフレットやMR、門前の医師、同僚や先輩薬剤師からの情報に限らず、テレビやインターネットなどからも様々な情報を得る機会があったと思います。その中で、得た情報のどこまでが「事実」で、どこからが「意見」だったのか、この機会に本論文を読みながら改めて振り返り、今後の情報の扱い、薬の効果の実態を客観的に評価するための視点を養う教材にしてもらえたらと思います。

意見③ テレビで報道された「新薬」の効果を、冷静に評価するために読んだ

『ゾフルーザ®（一般名：バロキサビル）』の作用メカニズムは確かに既存の薬と違って新しいものでしたが、飲んで実際に得られる効果は「有病期間を24時間程度短縮する」というもので、既存薬の『タミフル®（一般名：オセルタミビル）』と大差ないという結果が示された研究です。

「バロキサビル」は、テレビなどで「1日で治る」「既存の薬より効果的」と効果を誇張して紹介されることが多く、インフルエンザの患者から「この薬（オセルタミビル）ではなく、テレビでやっていた新薬に変えて欲しい」と言われることもありました。確かに「バロキサビル」は1回の服用で良いという圧倒的な利便性はありますが、本研究を参照する限り臨床的な効果は「オセルタミビル」と変わらないこと、新薬には未知の副作用リスクが付き物であること、さらに値段も高い（オセルタミビルの1.7～3.5倍）ことなどから、この新薬の出番はそれほど多くなく、基本的には既存薬でも十分であると感じていました。特に、既存薬と比べても家庭内感染率に有意差はないというデータも得られていた[4)]にもかかわらず、「家庭内感染のリスクを大きく下げる可能性がある」といった情報がメディアから流されていることには違和感を抱きました。新薬が出た際には自分で情報の原典にあたり、宣伝に使われているフレーズが妥当かどうかを確認し、偏った判断で患者に身体的・経済的・

心理的な不利益を与えることがないよう、情報を注意深く吟味することが大切だと改めて痛感しました。

ただし、こうした論文やデータをもとに、「バロキサビル」を存在価値がない薬であるかのように言ってしまうのも、また別の大きな問題だと思います。例えば今後、既存の「ノイラミニダーゼ阻害薬」に耐性を持つインフルエンザウイルスの大流行が起こった際には、異なる作用機序を持つ「バロキサビル」は文字通り人類の「切り札」となる可能性もある薬です。薬の長所・短所を正確に把握し、同種同効薬の優先順位を考えたり、その薬のここぞという「使いどころ」を考えたりするのも、薬剤師の大切な役割です。

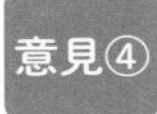

利便性だけで新薬の意義を語らないために、周辺の論文も併せて読んで検証したい

この論文と補遺の結果から、有症状期間はプラセボ＞バロキサビル≒オセルタミビルであり、インフルエンザウイルスの数や力価が減少していく速さはバロキサビル＞オセルタミビル＞プラセボであることがわかります（しかし、「バロキサビル」は、一度下がった力価が上昇し、症状の悪化を招くかもしれないことを念頭に置いておきましょう[5)]）。有害事象に関しては、どの群とも発生頻度に有意な差はありませんでしたが、他の報告では、「オセルタミビル」はプラセボと比較して下痢になりやすいとされており[6)]、注意が必要かもしれません。

また、用法に関しては、「オセルタミビル」は1日2回5日間であるのに対し､「バロキサビル」は1回飲み切り終了という薬剤です。これは、「オセルタミビル」の半減期が5.1～7.0時間、「バロキサビル」の半減期が93.9時間というデータから設計されていると考えられます[5)]。ウイルス力価の上昇は服用4日頃から起こるため、薬の血中濃度が低下したことに起因しているのかもしれません。

利便性の高い週1回の製剤や1回飲み切りで終わる薬にも、落とし穴があります。それは副作用が発生した時の対応が難しい、つまり効果同様に副作用も継続してしまうということです。このレスキューの手段として、血液透析が挙げられますが、「バロキサビル」はタンパク結合率が高く、血液透析で十分に除去できない可能性があります。

以上のことから、「バロキサビル」の方が「オセルタミビル」に比べてウイルス量の減少速度は速いですが、これが臨床的に益をもたらすとは言い切れず､むしろ安価で副作用への対応も簡単な「オセルタミビル」を第一選択として選んだ方が良いのかもしれません。そもそも抗インフルエンザウイルス薬は、治療に必要不可欠な薬でしょうか。この論文を見る限り、1日程度の症状改善しか利益をもたらさなさそうです（他の治療薬でも同様な結果が得られています[6,7]）。患者の希望に応じて、使用する・しないを決めても良いと思います。

では、「バロキサビル」の使い道はないのでしょうか。例えば定期的な内服が難しい患者への使用は良い選択肢になるかと思います。ただし、その患者が高齢者である場合、データが不十分という点が推奨できない要因になることも念頭に置いておきましょう。また、他の薬剤が効かない場合の切り札として、とっておくことも重要です。今後、ノイラミニダーゼ阻害薬に耐性を持ったウイルスが出てきた時に、作用機序の異なる「バロキサビル」が良い適応になるかもしれません。利便性の高さだけで「バロキサビル」の使用を判断するのではなく、適用できる患者を十分考慮した上で検討することが良いと思います。

【参考文献】
1）N Engl J Med. 2018; 379: 975-977. PMID: 30184452
2）Clin Infect Dis. 2019. pii: ciz908. PMID: 31538644
3）Euro Surveill. 2019; 24. PMID: 30670142
4）FDA. CENTER FOR DRUG EVALUATION AND RESEARCH APPLICATION. No: 210854Orig1 s000.
5）ゾフルーザ®. インタビューフォーム.
6）Cochrane Database Syst Rev. 2014;（4）: CD008965. PMID: 24718923
7）Health Technol Assess. 2016; 20: 1-242. PMID: 27246259

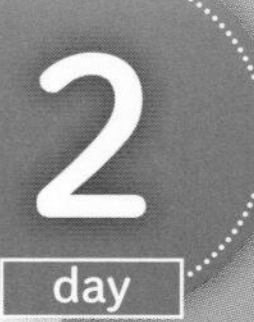

抗菌薬／CASCADE 試験

介護施設に居住している認知症患者の肺炎に対する、抗菌薬投与の有益性

Arch Intern Med 2010; 170: 1102-1107. PMID: 20625013

日本でも、2025 年には 65 歳以上の約 5 人に 1 人が認知症になるとの推計が内閣府から出され、多くの人は認知症の状態で終末期を迎えることが予想されている。特に認知症患者の肺炎では、その家族が感染症治療に関する意思決定を迫られる機会も多いが、感染症ならば抗菌薬を使えばそれで解決するというものでもない。治療によって期待できるメリットは具体的にどの程度のものなのか、死亡率や生存期間だけでなく、QOL（生活の質：Quality of Life）の観点から考えることも重要である。

研究デザイン：コホート研究（⚑ 1）（アメリカ）

対象：P	介護施設に居住している認知症患者の肺炎（n=225）
介入：E	抗菌薬あり［経口治療、筋注治療、点滴治療（入院含む）］（n=205）
対照：C	抗菌薬なし（n=20）
結果：O	生存率、QOL（SM-EOLD（⚑ 2））
期間：T	最大 18 ヶ月

結果

■抗菌薬治療群は無治療群と比べ、生存期間が平均 273 日長い

■死亡率

経口 HR=0.20［95% CI: 0.10-0.37］（⚑ 3）

筋注 HR=0.26［95% CI: 0.12-0.75］

点滴 HR=0.20［95% CI: 0.09-0.42］

■抗菌薬治療を受けた患者は、終末期の QOL が低下（※ SM-EOLD）

抗菌薬治療なし：39.4

抗菌薬治療あり：34.0（経口）、33.8（筋注）、30.5（点滴・入院）

1）コホート研究
研究対象となる集団を、ある要因に曝露された集団（例：喫煙）と、曝露されていない集団（例：禁煙）とに分けて一定期間追跡し、特定の疾患の発症率や死亡率などを比較調査する研究手法のこと。現時点から未来に向かってデータを収集・分析する「前向きコホート」と、現時点から過去に遡って既存のデータを収集・分析する「後ろ向きコホート」とがある。

2）SM-EOLD：Symptom Management at End-of-Life in Dementia scale
終末期の快適さや緩和治療の指標の1つ。0～45点でスコア化し、高値であればあるほど、快適化や緩和が達成できていることを示す。

3）HR：Hazard Ratio（ハザード比）
発症・死亡などのイベント発生率を比較する際に用いられる指標。治療Aと治療Bのハザード比が1.0であれば、2つの治療でイベント発生率に差がないと判定される。今回の論文では、抗菌薬（経口）治療のハザード比が0.20となっているため、抗菌薬（経口）治療は無治療に比べて死亡リスクを80%減少させることを意味する。

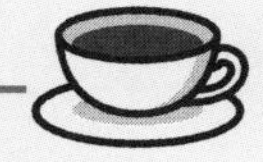

Break Time ～論文を読む時のTips～

「PECO」

PECOとは「Patientどんな患者を対象に」「Exposure/Intervention：どんな曝露／介入を行うと」「Comparison：何と比べて」「Outcome：どうなるのか」の4要素の頭文字です。論文を読む時も、日常業務の中で疑問を感じた時も、情報を一旦このPECO形式で整理するとわかりやすくなります。

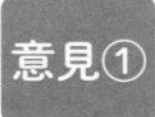

意見① 患者の「人生観」を共有できていなければ、治療方針は決められない

超高齢の肺炎患者に抗菌薬治療を行うか否かは、答えの出ない問題の1つとしても有名です。答えが出ない最大の理由は、抗菌薬治療によって得られるものと失われるものがあり、どちらを重要視するかはその人の思想や人生観といったものによって、あるいはその選択を行う状況やタイミングによっても大きく変わる可能性があるからです。

例えば本研究では、抗菌薬治療は延命に有用である一方、その代償としてQOLの低下が起こることが示されています。この場合、「延命」と「QOL」のどちらを選ぶかという選択を迫られることになります。しかし、類似研究では、認知症患者の肺炎による臨死状況の苦痛は抗菌薬治療によって軽減できるとする報告[1)]や、認知症患者の誤嚥性肺炎に対して抗菌薬治療を行わないことは、認知症や肺炎の重症化や脱水リスクの上昇と関連するという報告[2)]もあり、抗菌薬治療を行わない＝質の高い余生を送るための選択、と一概に言うこともできないようです。そのため、治療方針を決めようと思った際には、患者本人がどんな治療・療養を希望しているのか、という情報がとても重要になってきます。こうした患者本人の希望には、その人自身がどういった人生を送りたいか、といった「人生観」も大きく影響します。

急に病院へ入院することになった際、恐らく病院のスタッフはほとんど初対面のはずです。ところが人間というものは、たとえ医療従事者が相手であっても初対面の人と混み入った話をしようとはあまり思いません。だからこそ、日頃から定期的に顔を合わせている薬局の薬剤師が少しずつ信頼関係を築けていれば、いざという時に「患者の人生観」という極めて重要な情報を薬局から病院へ提供する、ということも可能になると考えています。

なお、認知機能が保たれている高齢者に対するインタビュー調査では、誤嚥性肺炎を繰り返した場合には73.1％の人が抗菌薬治療を希望する、という報告があります[3)]。「あえて抗菌薬治療を希望しない」という選択をする人は、まだまだ少数派なのかもしれません。

終末期の肺炎治療、それは誰のための、何のための治療なのかを考えるきっかけに

この論文を初めて読んだ時はとても複雑な気分になりました。私の勤める病院では、今回の研究対象となったような高齢施設入所者が肺炎を患い入院となることがよくあります。その治療経過で亡くなってしまうこともありますし、治癒して退院となることもあります。しかし、治癒した場合でも後に再発・再入院となるケースも多く、その度に考えさせられます。これは誰のための治療なのか、果たして本人はこの治療を望んでいるのだろうか、と。

本試験の結果で注目すべきポイントの１つは、副次評価項目（⚑4）の「SM-EOLD スコア」だと考えます。あくまでスコアであり解釈が難しいのですが、抗菌薬非使用群と比較して抗菌薬使用群で有意な減少、つまり QOL の低下が認められています。その一方で、主要評価項目である「90 日の生存割合」は抗菌薬非使用群 32％、抗菌薬使用群 56 ～ 64％と、抗菌薬非使用群で大幅に低くなっています（ただしこれは、抗菌薬を使用しても４割程度は 90 日以内に死亡してしまうとも解釈できます）。さらに、カプランマイヤー曲線（⚑5）を見ても抗菌薬使用群

⚑4） 副次評価項目（セカンダリーエンドポイント）
その臨床試験で最も明らかにしたい評価項目（主要評価項目：プライマリーエンドポイント）とは別に設定する、補助的な評価項目のこと。主要評価項目の結果は今回の研究で検証された仮説＝１つの事実だが、副次評価項目の結果は今回の研究で新たに立てられた仮説（本来は別の試験で「主要評価項目」として検証される必要がある）のため、結果の解釈には注意が必要。

⚑5） カプランマイヤー曲線
時間経過に伴う生存率の推移をわかりやすく表現するために、縦軸に生存割合、横軸に時間をとり、２群の生存割合を比較する時などによく用いられるグラフ。曲線というより階段状のグラフになっており、段が下がったところは死亡などのイベントが発生したタイミングと捉えることができる。

の生存期間延長は明らかですし、本文中には、調整後平均生存期間は273 日延長した、との記載もあります。抗菌薬を使用することで、ある程度の生存期間の延長は期待できそうです。

私の職場では、こういったエビデンスを参照しながら、主治医より家族に対して「次の肺炎の時は抗菌薬を使わず、自然に任せることも考えてみませんか」といった説明が行われることもあります。本人はもっと長生きしたいのかもしれませんし、治療を苦痛に感じているのかもしれませんが、真意は本人にしかわかりません。もちろん治療を選択される家族もいらっしゃいますし、その時は決断できなくとも、何度も肺炎を繰り返していく中で徐々に決心がついていくこともあります。現在、「人生会議」という名称にて ACP（advance care planning）の啓発が進んでいますが、事前に終末期の治療方針を決めるよう求められた場合の対応を協議しておくことも重要かと思います。

また、抗菌薬の使用は耐性菌の発現と密接な関係があり、抗菌薬を繰り返し使用することは耐性リスクにもつながります。「薬剤耐性（AMR）対策アクションプラン 2016-2020」[4] にもあるように、抗菌薬の使用量の減少および耐性率の低減は喫緊の課題であるという観点からも重要な問題なのかもしれません。

もしもの時の人生会議（アドバンス・ケア・プランニング）に向けて、患者とも共有したい情報

この研究は、進行した認知症患者の肺炎に対して抗菌薬治療がどんな影響をもたらすのか、抗菌薬の効果を生存期間と QOL の面から見たものです。本来、薬の効果を比較する場合は RCT を行いたいところですが、肺炎に対して抗菌薬を使わない群を設けるというのは倫理的な面から難しく、観察研究となっています。結果は、抗菌薬を使用すると生存期間は延長するが QOL は低下するというものでした。

では、この論文をどう解釈し現場にどう活かすことができるでしょうか。繰り返す高齢者の肺炎に遭遇することは決して少なくないはずです。まずこの研究に組み入れられた対象者を見てみると、60歳以上、Cognitive Performance Scoreで認知機能の低下がsevereもしくはvery severe、Global Deterioration Scaleで7/7（家族を認識できない、排泄も含めて他者依存しているなど）と重度の進行性認知症であり、単なる高齢者ではないところに注意が必要です。そして論文のTable 1にはDo-not-hospitalized（DNH）order（入院しない意思表示）という記載があり、このDNHをあらかじめ意思表示している患者が約半数に上るあたりも、日本と海外では医療を取り巻く状況に大きなが違いがあることを改めて感じます。

他にも、点滴用のルートが取れない、抜針してしまうなど静注抗菌薬が使用できないケースは少なくないですし、嚥下が困難で経口薬の内服も難しいといったケースにもよく遭遇します。この論文からは少なくとも肺炎＝抗菌薬治療という「右に習え」の考えから、抗菌薬を投与しないという選択も許容できるかもしれない（ただし、よくある繰り返す肺炎にというわけではなく、あくまでも研究対象となったような重度の進行性認知症患者の肺炎の場合は）、と言えそうです。しかし、QOLが低下するとはいえ、生か死か。この一線は患者家族にとっても医療従事者にとっても、もちろん本人にとっても、当たり前ですがとてつもなく大きいものです。正直に言って、いざこの問題に直面した状況で抗菌薬による治療を選択しない、というのはなかなか難しいように感じます。

では、この研究をもってどうすればいいか。私なりの答えは、今、目の前の患者に対してというよりは、将来の、この研究と同じような状況に置かれた患者に抗菌薬による治療を望むかどうか、人生の最後をどのように迎えたいか、この論文から得られる情報を事前に患者と共有し、ともに考えるために使えたらいいなと思います。今の患者ではなく未来の患者へ、そんな使い方ができるのではないでしょうか。

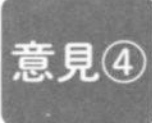

意見④ 後悔のない選択を家族がするために、薬剤師にできることは何かを考えた

本研究では、介護施設に入居中の進行した認知症患者が肺炎を患った際に、抗菌薬を投与された場合（経口、筋肉内、静脈内の3経路）と投与されなかった場合とを比べると、投与された群の方が平均273日間長生きしましたが、症状の緩和が達成できているかを示すスコアでは、抗菌薬を投与されなかった群の方が良好という結果が示されました。

そもそも、肺炎を患うこと自体にも患者の不快感はあるはずです。「不快感」について掘り下げてみましょう。不快感は、他の原因による死よりも、肺炎が原因である死の直前に高い傾向にあります。肺炎では、抗菌薬治療の有無とは関係なく、特に呼吸困難の問題が認知症患者に大きな苦痛をもたらします[5)]。また、患者家族の96%は「快適さ」をケアの大切な目標と捉えていますが、認知症の終末期には、呼吸困難、痛み、褥瘡、動揺、誤嚥といった症状が「不快感」を増悪させます[6)]。これらの知見から、主に呼吸の苦しさを取り除くケアをできれば、患者の「不快感」を和らげ、患者家族にとっても納得できる選択ができたと言えるかもしれません。こうした患者の予後や今後の臨床像を、患者家族が医療従事者とのカウンセリングによって理解することができれば、人生最後の日々に、利益が疑わしい介入を避けることができる可能性があります[6)]。

さらに、死が差し迫っている場合でも、肺炎を患う認知症患者は経口抗菌薬を服用することで「不快感」を減らすことができる可能性があります[1)]。一方、日常的に見られる誤嚥性肺炎を例に、誤嚥に伴う肺の変化を考慮すると、抗菌薬を開始する必要はない場合が少なからず存在するという見解もあります。また、点滴治療から開始となっても、内服可能なら、早期にスイッチすることを検討することも大切です[7)]。

ここで、こうした認知症患者の治療や、今後の様々な問題を決定していかなければならない家族に焦点を当ててみましょう。認知症患者を抱える家族には、罪悪感という思いが染み付いている可能性があることを考慮する必要があります。家族の多くは「道徳的責任の放棄」や「差し迫った代理の意思決定による重責」に起因する罪悪感を表明し、うつ病や心理的負担のリスクが高いという報告がある[8, 9]からです。そのため、本研究は既に罪悪感を抱える家族に、諸刃の刃を向ける可能性があることを理解しなくてはなりません。

薬剤師は、家族が抱えるこれらリスクも念頭に置くことで、患者の苦痛をできるだけ軽くすることと併せて、家族に対しても後悔のない納得できる選択を考えることのお手伝いができるのではないでしょうか。

【参考文献】

1) Scand J Infect Dis. 2009; 41: 143-151. PMID: 19065450
2) Arch Intern Med. 2002; 162: 1753-1760. PMID: 12153379
3) Intern Med J. 2003; 33: 345-349. PMID: 12895164
4) 厚生労働省．薬剤耐性（AMR）対策について．
https://www.mhlw.go.jp/stf/seisakunitsuite/bunya/0000120172.html
5) J Am Geriatr Soc. 2002; 50: 1681–1688. PMID: 12366622
6) N Engl J Med. 2009; 361: 1529–1538. PMID: 19828530
7) 岸田直樹．誰も教えてくれなかった「風邪」の診かた．医学書院．2019. 3-308.
8) Int J Older People Nurs. 2019; 14: e12227. PMID: 30793838
9) Alzheimer Dis Assoc Disord. 2012; 26: 254–259. PMID: 22037596

3 day

抗菌薬

風邪に対する抗菌薬投与は、肺炎をどのくらい予防するか

Ann Fam Med. 2013; 11: 165-172. PMID: 23508604

「風邪は万病のもと」と言われる。近年は日本でも「風邪に抗菌薬は不要」という考え方が広まりつつあるが、以前は「肺炎の予防」を目的に、風邪に対して抗菌薬が頻繁に処方されてきた。しかし、その抗菌薬治療で得られる効果は実際にどの程度のものなのか、それを検討した研究は小規模のものしかなかった。そこで、風邪という非常に多くの人が罹患する疾患に対し、公衆衛生上の戦略を考えるために、より大規模な研究が必要とされた。

研究デザイン：コホート研究（イギリス）

対象：P	急性の非特異的呼吸器感染症（イギリスのプライマリケアデータベース、n＝1,531,019、平均 43 ～ 47 歳）
介入：E	抗菌薬あり（n＝1,002,050）
対照：C	抗菌薬なし（n＝528,969）
結果：O	主：肺炎による入院、重篤な有害事象による入院
期間：T	15 日

結果

■肺炎による入院
抗菌薬あり：17.96/100,000 vs 抗菌薬なし：21.93/1,000,000
（NNT＝12,225）（⚑1）

■15 日後の重篤な有害事象による入院（p＝0.63）
抗菌薬あり：8.48/100,000 vs 抗菌薬なし：7.75/100,000

1）NNT：Number Needed to Treat（治療必要数）
特定のエンドポイント（死亡や病気の発症など）に到達する患者を1人減らすために、何人の患者が介入を受ける必要があるか、という指標。1を絶対リスク減少率で割った値。

※ NNTの例

・軽度の口内炎に対するステロイド塗布のNNT＝4
（Am J Med. 2012; 125: 292-301. PMID: 22340928）
・抗菌薬による下痢に対する整腸剤のNNT＝10
（Aliment Pharmacol Ther. 2015; 42: 793-801. PMID: 26216624）
・スタチンによる心筋梗塞や血行再建術予防のNNT＝119
（Lancet. 2006; 368: 1155-1163. PMID: 17011942）

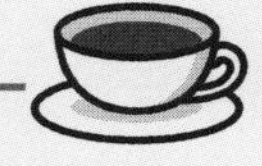

Break Time ～論文を読む時のTips～

「RCTが適さない研究テーマ」

一般的にRCTは観察研究よりもエビデンスレベルは高いとされていますが、中には観察研究の方が適している研究テーマもあります。例えば、10年以上も追跡するような研究の場合はランダム化の維持が困難ですし、発症頻度が稀な疾患ではそもそも被験者数を集めることが困難なこともあります。また、有害事象の頻度を検証する際には、「有害事象を起こすための介入」は倫理的に問題があります。

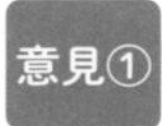

この論文を読んで、「風邪に抗菌薬は不要」という言葉だけで終わらせないために

「医療の常識は常に変わる」とはしばしば言われますが、風邪と抗菌薬の関係はまさにその一例であるように思います。

近年発行された医学書の多くは、風邪症状への抗菌薬投与は不適切であると明記しています。医療従事者の間では当たり前の認識でしょう。しかし「風邪に抗菌薬は不要」と語る際のニュアンスは時代とともに変わってきたように思います。風邪・感冒・抗生物質・抗菌薬などをキーワードに過去の雑誌や論文を検索すると、1959 年の化学療法学会では、感冒に対する抗菌薬治療の価値を統計的に観察した研究は未だ見られず、投与の価値はあるという研究報告がされています[1)]。あるいは 1987 年の病院薬剤師による看護師雑誌への寄稿では、風邪に予防的に抗生物質が投与されることがあると解説しています[2)]。

ところが、2000 年以降になると、予防的であっても投与は避けるべきだとの主張が強まり、エビデンスも多く紹介されるようになっている印象です。例えば 2003 年には、同年作成された日本呼吸器学会のガイドラインについて「急性上気道炎では抗菌薬が基本的に適応にならないことを明示した」ことがポイントの 1 つだと、医師向け雑誌が報じています[3)]。私もかつては「風邪は大部分がウイルス性なので、理論上、抗菌薬は不要。しかし、実臨床では必要な場合もあるのではないか？」と密かに思っていました。考えを改めたのは、この論文のように NNT で評価した研究結果を知った時です。自分の認識が誤っていたことを痛感した衝撃的な報告でした。

風邪に抗菌薬が不要ならば、市販薬を販売することの社会的意義は結構ありそうです。「対症療法なら市販薬でも十分」と自分の仕事にやりがいを見出すことができ、風邪を訴える人に対する接客も面白くなるからです。といっても、現場においては「風邪に抗菌薬は不要」というだけの情報はあまり実践的ではありません。風邪の見分け方は容易ではないからです。

例えば、米国内科学会（ACP）が2016年に改訂した抗菌薬の適正ガイドライン[4)]では、急性上気道感染症におけるcommon cold（風邪）を「ウイルス性」と定義しています。しかし、ウイルス性かどうかの判断は簡単ではありません。咳・鼻・喉の痛みが同時に同程度現れればウイルス性の風邪の可能性が高いとされます[5)]が、自分が風邪を引いた場合の症状を考えると、そのような教科書的な症状が当てはまることはそれほど多くありません。店頭で風邪症状の患者の話を聞いても、3つの症状をすべて訴えない人の方がむしろ多かったりもします。

おまけに、高齢者の場合は肺炎予防に対するNNTが大きく変化する（16～64歳で119、65歳以上で39）という報告もあったり[6)]、そもそも高齢者では風邪だと思っていても実は違う疾患であることも珍しくないという感染症専門医の意見もあったり[7)]します。少なくとも、私自身が自信を持って風邪症状の相談応需を行うには、まだまだ多くの勉強と経験が必要です。時代時代の医学の常識を咀嚼し、仕事の質を上げるためには、こうした論文情報に関心を寄せることは欠かせないと感じています。

新薬開発が活発でない抗菌薬も、「使わない」ではなく「うまく使う」ことも重要

近年、抗菌薬の不適切な使用による薬剤耐性菌（AMR）の増加は国際社会でも大きな課題となっており、日本でも国を挙げて抗菌薬の使用量削減や薬剤耐性菌の発生抑制に取り組んでいます。「風邪（≒急性呼吸器感染症）に対する抗菌薬はデメリットの方が大きい」というこの論文ですが、デメリットとして主に触れられている副作用の点以外に、抗菌薬の使用は薬剤耐性菌の発生にも影響していることを忘れてはいけません。

そのため私は、医療従事者や患者へ様々な角度から抗菌薬についての教育・啓蒙活動を行うことが重要と考えます。厚生労働省も抗菌薬や薬剤耐性菌について、「抗微生物薬の手引き」「薬剤耐性アクションプラン」といった医療従事者向けの資料や一般国民への啓蒙活動のためのポスターなど多くの資料を作成しています。病院薬剤師として院内の医療従事者や患者向けに抗菌薬についての勉強会・講演を行う際には、これらの資料をもとに行っています（実際、医療従事者を対象にした抗菌薬の教育・啓蒙活動が、抗菌薬の適正使用に貢献したという論文も近年複数報告されています[8)]）。

日本では、風邪に対しては経口第３世代セフェム系抗菌薬がよく使用されてきた経緯があるため、今後は適正使用が進むにつれこの薬の使用量は減少していくことが予想されます。経口第３世代セフェム系抗菌薬はバイオアベイラビリティ（⚑2）が低いため、一部専門家から不要論が出ており、採用を削除している医療機関もあります。しかし疾患によっては、バイオアベイラビリティの高いペニシリン系抗菌薬と同等の治療効果が示されていることもあります[9)]。また、海外の投与量を参照してみると、日本よりも高用量で内服していることが多く、薬自体に問題があるのではなく投与量の少なさにも問題があるのかもしれません。抗菌薬分野はあまり新薬開発が活発ではないため、経口抗菌薬はとても貴重なものです。「できる限り使わない」ではなく「うまく使う」ことが重要だと思います。

⚑2）バイオアベイラビリティ（bioavailability）
投与された薬物が、どれくらい全身の循環血中に到達するかの指標。例えば、経口投与された薬は消化管での吸収、小腸や肝臓での代謝を経て血液中に吸収されるが、それが投与された薬全体の何％にあたるか、を表す。これが高い薬は効率良く血液中に届けることができる薬だと言えるが、一方で点鼻薬や点眼薬などではこれが低いことを「局所だけで作用すること」の根拠として使われることもある。

「風邪に抗菌薬は無意味」という伝え方では、誤解を招くかもしれない点に注意

2050年には、薬剤耐性菌が原因で1年間に1,000万人もの人が死亡すると見込まれており[10)]、薬剤耐性への対応は世界的な課題になっています。そんな抗菌薬の適正使用が叫ばれる今日でも、「風邪だから抗生物質（抗菌薬）が欲しい」と患者から相談されることは少なくありません。その際、現場の薬剤師はどういった説明をしているでしょうか。「ほとんどウイルスが原因の風邪に、細菌を退治する抗菌薬を使っても意味はない」と説明する薬剤師も多いと思いますが、この説明だけでは、「じゃあ、今まではなぜ、そんな意味のない薬が使われていたの？」と疑問に思われてしまうかもしれません。場合によっては「効かないとわかっている薬を飲ませていたのか」と医療不信を煽ったり、自分が怒られてしまったりすることもあります。

そこで私はこの論文の情報を使い、「確かにこれまでは、風邪が悪化して肺炎になることを予防する目的で抗菌薬が使われていたのですが、1人の肺炎を防ぐためには1万人以上に薬を使う必要があることが最近わかってきました。そんなたくさんの人に抗菌薬を使うと、副作用で何千人もの人が下痢をしてしまったり、アレルギーを起こしてしまったり、あるいは耐性菌ができてしまったりする人も出てくる恐れがあるなど、デメリットの方がかなり大きいことがわかってきたので、最近は風邪でも抗菌薬を使わないのが基本になってきています」と説明するようにしています。この言い方であれば、以前使われていた理由と合わせて、最近は使われなくなってきた理由も一緒に説明でき、とても納得してもらいやすいと感じています。薬剤師の服薬指導は、たとえ科学的に間違ったことを言っていなかったとしても、その言い方1つで患者が受ける印象は大きく変わってしまうことがあります。そのため、言葉や表現はとても慎重に選ばなければなりません。

ただし1点、この研究の対象は平均年齢が43～47歳と比較的若いこと、またイギリスでは「ペニシリン系」の処方が多い（日本では第3

世代セフェム系の使用量が多い）ことなど、この論文の内容をそのまま日本の状況に当てはめることはできない、というところには解釈・活用に注意が必要です。

【参考文献】
1）CHEMOTHERAPY．1959; 7: 109-127.
2）月刊ナーシング．学研メディカル秀潤社．1987; 3.
3）日経メディカル．日経 BP．2003; 9.
4）Ann Intern Med. 2016; 164: 425-434. PMID 26785402
5）厚生労働省健康局結核感染症課．抗微生物薬適正使用の手引き 第二版．https://www.mhlw.go.jp/content/10900000/000573655.pdf
6）BMJ. 2007; 335: 982. PMID: 17947744
7）山本舜悟，編著．かぜ診療マニュアル第 3 版．日本医事新報社．2019.
8）Lancet Infect Dis. 2020; 20: 199-207. PMID: 31767423
9）J Infect Chemother. 2008; 14: 208-212. PMID: 18574656
10）厚生労働省委託事業 クリニカルリファレンスセンター．薬剤耐性の脅威とは ～知ろう AMR、考えようあなたのクスリ～．http://amr.ncgm.go.jp/infographics/002.html

うがい薬

「うがい」の習慣は、風邪の予防にどのくらい役立つか

Am J Prev Med. 2005; 29: 302-307. PMID: 16242593

手洗いやマスクの着用と併せ、日本では「うがい（1）」も古くから習慣的に行われている。しかし、この「うがい」という習慣が、普段健康な一般人にとってどれほどの効果を期待できるものなのかはよくわかっていなかった。特に、ドラッグストアなどでもよく販売されている消毒薬の「ポビドンヨード」は、風邪予防に効果のあるうがい薬として長年使われてきたが、その昔からの「常識」や「習慣」の有益性を改めて検討し直した研究が行われた。

研究デザイン：RCT、ランダム化比較試験（日本）

対象：P	健康なボランティア（n=387、平均 34.7 ～ 36.2 歳）
介入：E	水道水のうがい（n=122）、ポビドンヨードのうがい（n=132）、それぞれ 1 日 3 回
対照：C	うがいをしない（n=130）※日々の習慣を維持
結果：O	主：上気道感染症の発生率
期間：T	60 日（12 ～ 3 月の期間）

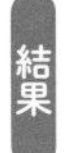

■上気道感染症の発症（うがいをしない群との比較）

水うがい群（n=34）：HR=0.64［95% CI: 0.42-0.99］

ポビドンヨードうがい群（n=46）：HR=0.89［95% CI: 0.60-1.33］

1）「うがい」の文化

日本では、風邪やインフルエンザの予防に対して「手洗い」や「ワクチン接種」と併せて「うがい」も 1 つの方法として推奨されている[1)]が、米国疾病予防センター（CDC）など海外の機関は「うがい」を選択肢に挙げていない[2)]。

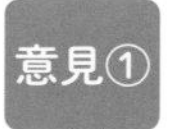

結論だけでなく内容も詳しく読み、ポビドンヨードうがいの「やりすぎ」は逆効果という説明に変えた

論文の中身を自分できちんと読まず、手痛い目に遭った経験はないでしょうか。私にとって本論文はそんな研究の１つです。本試験では､「ポビドンヨード（以下、PVI)」うがいによる風邪予防の効果は認められませんでした。「どうやら、PVI うがいは実は意味がないようだ」、そんな評価を時々耳にします。私もそれを聞いてなんとなく「ああそうなんだ」と思っていました。

ところがある時です。うがい薬を選んでいる患者に「PVI ではなく、水うがいで十分ですよ」と伝えたところ「そう？　私は水うがいよりも、こっち（PVI）を使いだしてからの方が確実に風邪になりにくくなった気がするけど？」といぶかしい表情で返されました。その時の私は原著論文を読んでいなかったので、詳しい説明ができず、たじろいでしまい、なんとも気まずい空気が流れました……。

これは患者の認識が誤っているのでしょうか？確かに PVI には風邪予防の適応はないのですけど、ひょっとしたら効果がある可能性もあるのではないかと考え、改めて論文を読むと、私の言い方には問題があるように感じました。

論文の中身を再確認してみると、この研究で行われたうがいは「15 秒を３回、これを１日最低３回」という、多くの人が日常的に行うものとは乖離していました。また、うがいの予防効果は、うがいによる物理的な微生物除去だけでなく、塩素を含む水（水道水）の化学的な反応もあり得そうだと筆者らは考察しています。一方、PVI に効果がなかった理由としては、PVI が常在菌の破壊や粘膜障害を起こした可能性を挙げています。15 秒 × ３回の長時間うがいですから、粘膜障害が起きてもおかしくない気はします。

だとしたら、日常生活における一般的な短時間のうがいでは、どうなるのでしょうか。使い方（秒数、頻度、日数）次第では、PVI による粘膜障害が軽減され、水道水よりも効率的に防御できる可能性があるかもしれません。水道水とPVIの殺菌・ウイルス不活化効果の比較研究[3)]や、「30秒を1日2回」で試みた水うがいの海外報告などいろいろありますが[4)]、今のところ本試験から言えることは「PVIうがいの“やりすぎ”は逆効果である」という印象です。

このことから、私はPVIのうがい薬を積極的に推奨することはありませんが、購入者には、「うがい薬は使いすぎると逆効果ですから、一日数回の用法を守ってください」「うがい薬が手もとになくても、うがいはおすすめです。ミネラルウォーターではなく塩素の入った水道水でOKです！」とアドバイスしています。

現場では、論文を読まずにメディアなどからの情報だけで「PVIうがいは実は意味がない」と断定しているスタッフは少なくありません。彼らに本研究が「15秒を3回、これを1日最低3回」であることを伝えると「え！　そうなんですか」と驚かれますし、患者を安易に否定しない接客態度にもつなげられます。

予防効果に否定的な報告もあるが、コストや害の少なさを踏まえると個々の有益性を考えて対応したい

健康な日本人を対象にうがいの風邪予防効果が検証されました。2ヶ月の試験期間中に、水うがい群34人（30.1％）、PVIうがい群46人（37.2％）、対照群50人（40.8％）が上気道感染症を発症し、「PVI」の予防効果が認められなかった一方で、水うがいについては有意に発症率が減少しました（HR＝0.64）。絶対差は2ヶ月で約10％（40.8-30.1＝10.7）ですから、10人が水でうがいをすれば、冬季2ヶ月間で風邪を1人予防できるという計算になります。

10人に1人予防できるなら有益性が高いと思いましたが、最近の他の研究を調べてみると結果は芳しくありません。カナダで実施されたランダム化比較試験では、2ヶ月間でうがいの介入群256人中85人（33.2％）、対照群236人中65人（27.5％）が上気道感染症を発症しました。リスク比は 1.2［95% CI: 0.92-1.57］となり、うがいの予防効果は認められませんでした[4)]。なぜ矛盾する結果となったのでしょうか。うがいについては盲検化（⚑2）されていないため、介入群では日常生活における風邪の予防に対する意識の変化が生じた可能性があります。また、上気道感染症の評価は症状日誌に基づいているため、自己評価によるバイアス（⚑3）が生じた可能性もあるでしょう。

うがいについては「有効だった」というエビデンスと、「有効ではなかった」というエビデンスが混在しており、これらの情報をどのように評価し、臨床現場で活用すれば良いのか悩ましいところです。このような場合には、コストと安全性を考慮すると良いと思います。うがいはコストがかからず、特に害もありません。ただ、ちょっと面倒なので、嫌がる人には無理強いはしませんが、受験を控えているなどの事情により、「特に風邪を引きたくない状況」であればおすすめしたいと思いました。うがいをする時に手を洗わない人は少ないと思うので、感染症予防として重要な手洗い[5)]の徹底という副産物もついてきます。

また、感染症が重症化しやすい患者に関しては、うがいの推奨度が高くなるかと思います。日本の研究は 18 〜 65 歳の健常人、カナダの研究は学生がそれぞれ対象で、抗がん剤や免疫抑制剤を服用しているようなハイリスクの患者は含まれていないようです。このような患者に関し

⚑2） 盲検化
例えば実薬と偽薬を比較する試験では、自分が使っている薬が実薬か偽薬かが被験者にバレてしまうと、「実薬だからきっと効くはずだ」「偽薬だから飲む意味はない」といった心理的な違いが生じ、臨床試験の結果に影響してしまう恐れがある。そのため、自分がどんな介入を受けているのかをわからなくする「盲検化」を行う。よくある「二重盲検試験」とは、薬を使う被験者と薬を処方する医師の両方を「盲検化」した試験のこと。「盲検化」されていない試験のことは「オープンラベル試験」と呼ぶ。

⚑3） バイアス（bias）
臨床試験の「介入」と「結果」の関係を歪めてしまうような要因のこと。論文の内容も含め、基本的に情報というものは「真実」と「偶然」と「バイアス」がいろいろな割合で混ざった状態で存在するため、できるだけ「偶然」や「バイアス」を排除し、「真実」に近づけるよう吟味することが大切。「バイアス」には選択バイアス、情報バイアス、交絡バイアスなどがある（→ P.66 参照）。

ては、風邪を引きやすく、重症化のリスクも高いと考えられるため、手洗いとともに、うがいも習慣づけた方が良いのではないでしょうか。

意見③ うがい薬は、「自分は感染症対策をしている」という安心のためのアイテムという側面がある

日本では、感染症予防対策として「手洗い」と「うがい」がよく並び記載されています[1)]。実際、本研究でも「うがい」による感染予防効果が多少なりとも得られており、古くからの習慣はあながちデタラメでもなかったようです。一方で、インフルエンザなどの感染症が流行した際には、「うがい」に何らかの消毒薬や飲料を使う方法がテレビやインターネットなどでもよく扱われます。こうした独自の健康法が果たして本当に「健康」に寄与する可能性があるのか、それを考える際にも医学論文が役立ちます。

例えば本研究では、消毒薬として優れるPVIを「うがい薬」として使うことが、必ずしも感染予防に役立つとは限らない、むしろ逆効果になってしまう可能性すらあることが示されました。そのため、日常的な感染予防としての「うがい」は「水道水」で十分だと言えます。しかし、人間は「自分は感染対策をしている」という安心を得るためにお金を使いたがる性質も持っています。「うがいは水道水でOKです」と伝えても、それなら余計な出費をしなくて済んだと喜ばれるとは限らず、「じゃあ代わりに何か別の対策グッズはないのか」と代替品を求められるかもしれません。そんな時、薬剤師として提案できる選択肢は持っているでしょうか。最近人気の「空間除菌」を謳う低濃度二酸化塩素も、実際の生活環境下では感染予防効果は期待できないこと[6)]、そもそも「感染対策」という言葉を使えば薬機法に抵触する恐れがあること[7)]なども踏まえると、良い代替案とは言えず、非常に難しい問題です。

なお、緑茶の摂取量とインフルエンザ感染リスクが逆相関する[8)]、ビタミンCの摂取が風邪の罹病期間短縮と関連するといった研究結果が

ある[9]ことから、どうせお金を使うのであれば、よくわからないグッズよりも、美味しく飲める緑茶や美味しく食べられる果物を提案してみても良いのでは、と思っています。

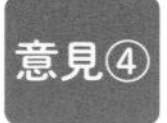

「手洗いの徹底」が前提にあることや、被験者の背景の違いを踏まえて、できることを考えた

「うがい」を通して薬剤師として何ができるのでしょうか。この論文は18～65歳の健常人を対象としており、免疫不全状態（例：糖尿病やステロイドを使用している人）は除外基準となっていますので、そもそも入院している患者には適応できない場合がほとんどです。上気道感染症の原因微生物の大半はウイルスですが、慢性肺疾患や免疫不全状態などの基礎疾患を持つ場合は細菌感染の割合が増えることが報告されており[10, 11]、基礎疾患の有無によって治療や予防については分けて考えなければいけません。

病院内では患者やその家族の方にマスク、手洗い、うがいを促すアナウンスや掲示を行っています。患者への指導だけでなく、病院内に出入りするすべての関係者が徹底しないといけません。まずは医療従事者自ら実践していくべきと考えますが、病院内におけるうがいの感染症抑制効果については、まだ根拠が不足していると言わざるを得ません。

そもそも「うがい」と言っても、人によって行う時間や回数には個人差がありそうです。この論文ではうがいの定義として「20mLの水（またはPVI希釈の水）で15秒間を3回、これを1セットとして1日3回以上行う」となっています（かなりハードルの高いうがいですね……）。

また、日本ではよく使用されているうがい用の「PVI」ですが、抗細菌・ウイルス効果が認められている一方で、咽頭組織の障害やうがい時の不快感を訴える方もいます。ヨードアレルギーの方には重篤な副作用が現れる可能性もあり、現時点では「PVI」を推奨する根拠はなさそうです。

なおこの論文では、意外と盲点ではありますが、すべてのグループの被験者に手洗いを徹底させています。うがいも大事ですが、手洗いを徹底することが大前提。そんな読み方のできる論文ではないでしょうか。

【参考文献】

1）厚生労働省．インフルエンザの基礎知識．2007.
https://www.mhlw.go.jp/bunya/iyakuhin/file/dl/File01.pdf
2）CDC: Centers for Disease Control and Prevention. Influenza (Flu): Preventive Steps.
https://www.cdc.gov/flu/prevent/prevention.htm
3）感染症．2018; 92: 670-677.
4）BMC Infect Dis. 2014; 14: 273. PMID: 24885201
5）CDC: Centers for Disease Control and Prevention. Handwashing: Clean Hands Save Lives: When & How to Wash Your Hands.
https://www.cdc.gov/handwashing/when-how-handwashing.html
6）日本環境感染学会誌．2017; 32: 243-249.
7）国民生活センター．二酸化塩素による除菌をうたった商品 ―部屋等で使う据置きタイプについて―．2010.
http://www.kokusen.go.jp/pdf/n-20101111_1.pdf
8）J Nutr. 2011; 141: 1862-1870. PMID:21832025
9）Cochrane Database Syst Rev. 2013;（1）: CD000980. PMID: 23440782
10）Respirology. 2011; 16: 532-539. PMID: 21299688
11）N Engl J Med. 2008; 359: 2355-2365. PMID: 19038881

総合感冒薬

5 day

風邪の初期に飲む市販薬「葛根湯」vs「パブロンゴールドA」

Intern Med. 2014; 53: 949-956. PMID: 24785885

「喉が痛い」「寒気がする」という風邪の初期段階に、日本では漢方薬の「葛根湯」がよく使われている。一部の漢方薬で、風邪の症状に対して西洋薬に劣らない、あるいはそれよりも優れた効果を示した報告もあることから、経験的に頻用されている「葛根湯」にも風邪の悪化を防ぐ効果が期待された。そこで、同様に風邪の初期対応として使われることが多い「総合感冒薬」を対照にした比較試験が行われた。

研究デザイン：RCT、ランダム化比較試験（日本）

対象：P	発症後 48 時間以内に医療機関を受診した感冒の患者（n=407、18 ～ 65 歳） ※喉の違和感と軽度の悪寒があり、発汗を認めない、体温が37.5℃以上でないもの
介入：E	葛根湯（🏴1）（n=209）
対照：C	パブロンゴールドA（🏴2）（n=198）
結果：O	主：感冒症状の悪化（寒気、鼻・喉・気管支の症状）
期間：T	4 日、または症状がなくなるまで

結果

■ 5 日以内に感冒症状が悪化した人の割合（p＝0.66）
葛根湯群:38 例（22.6%）vs パブロンゴールド A 群:43 例（25.0%）

□軽度の副作用（p＝0.42）
葛根湯群：7 例（4.2%）vs パブロンゴールド A 群：12 例（7.0%）

1）葛根湯
風邪の初期症状や肩凝りによく使われる、漢方薬の代名詞的な存在。西暦200年頃に書かれた『傷寒論』や『金匱要略』といった医書の中でも紹介されている方剤。葛（くず）の根の他、生姜、桂皮、大棗、麻黄、芍薬、甘草から調合される。何にでも「葛根湯」を使う医者を「葛根湯医者」と呼ぶ落語があるほど、日本でも古くから親しまれている。

2）「パブロンゴールドA」
大正製薬から販売されているOTC医薬品。現在販売されているものは、解熱鎮痛薬の「アセトアミノフェン」、抗ヒスタミン薬の「クロルフェニラミン」、麻薬性鎮咳薬の「ジヒドロコデインリン酸塩」、気管支拡張薬の「メチルエフェドリン」、去痰薬の「グアイフェネシン」、中枢興奮薬の「カフェイン」を含む総合感冒薬。

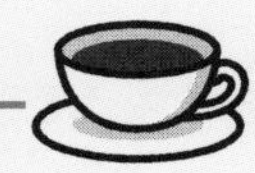

Break Time ～論文を読む時のTips～

「漢方薬の英語表記」

PubMedには「MeSH：Medical Subject Headings」という機能があります。これを使うと、漢方薬のように英語でどう表記すれば良いかわかりにくい用語でも、医学論文では一般的に何と表記されているか、他にどんな表記で記載されていることがあるか、調べることができます（例：葛根湯は、「kakkon-to」の他、「TJ-1 compound」や「gengtang」という表記があります）。

意見① 「どちらでも良い」というエビデンスがあると、選択肢は広がる

今回の研究の対象となったのは、悪寒はあるが発汗していない人（平均29歳くらい）であり、葛根湯の証は考慮されています。漢方に対する配慮がされた条件下で、葛根湯か総合感冒薬を4日間服用し、5日目の時点で症状悪化率に有意な差は見られなかった、ということになります。7日目の症状も評価されていますが、症状悪化率は葛根湯群24.4%、パブロン群30.2%で有意差は見られませんでした（研究に使用されたパブロンゴールドAは「リゾチーム」が市場撤退する前の製品です）。そもそも、風邪はおおよそ1週間で自然治癒する疾患です[1)]が、今回の結果から、比較的若い人では「葛根湯と総合感冒薬のどちらを飲んでも経過は大きくは変わらない。どちらにしても約1/4は悪化するし、3/4は悪化しない」ということになると思います。

文献を参照して臨床行動を考える時、EBMの4つの環（エビデンス、環境、患者の価値観、医療従事者の経験）にあてはめながら考えると思考を整理しやすくなります。「エビデンス」は上記に示された通りなので、他の構成要素を考えていきます。

まずは「環境」ですが、この文献を参照する場面としてはOTC販売の場であろうと思われます。恐らく何らかの薬を求めて来られているので、「患者の価値観」も把握しやすいはずです（「意向」はインタビューを通じて十分聞かなければなりませんが）。この時に考えないといけないのは、「OTCで対応可能なのか？」「既に行われている医療介入はないか？　OTCでその医療介入に悪影響を及ぼさないか？」といった点です。これら安全面の問題をクリアした上で、「どのOTC医薬品を使うか？」となった時には、今回のエビデンスである「どちらでも良い」が生きてきます。「どちらでも良い」という根拠があるからこそ、「患者の価値観」をより尊重した対応ができるからです。

今回の論文のように、はっきりした差が示されていない研究はたくさんありますが、そもそも論文1報だけで「答えはこれだ！」と決まる

ことはほぼありません。尊敬する薬剤師が以前言っていた言葉に「エビデンスが曖昧だからこそ、患者の価値観に寄り添える」というものがあります。エビデンスでは白黒つかない、どちらの選択肢も許容されるからこそ、薬剤師として「患者の価値観」や「意向」を尊重した支援ができるのだと思います。

葛根湯は、厳密な使い方をしなくても総合感冒薬と同じくらいの効果を感じられる、使い勝手の良い選択肢か？

「漢方薬ってどうなんですか？　効くんですか？」風邪薬の売り場で、患者から総合感冒薬と漢方薬の違いを聞かれることがあります。せっかくの相談ですから、「ゾクゾクする初期の風邪なら葛根湯もいいですよ」なんて逃げ口上は使いたくないものです。何か気の利いた返しはないだろうかと考える私にヒントを与えてくれたのがこの論文でした。

本試験が示唆するところでは、総合感冒薬と葛根湯は効果にほとんど差がない上に、副作用が少ないのが葛根湯、1回あたりのコストが安いのが総合感冒薬とされています。風邪薬の接客で大切なのは、短く、端的に、その薬の特徴を伝えること。そこで、「効果の差はあまりなく、眠くなりにくいのが葛根湯、安上がりなのは総合感冒薬」と答えると、ほとんどの方は「ああ、そうなんだ」と一旦納得して頂けます。

ただ、「効果の差はない」と言ってお終いにしては、さすがに漢方薬には失礼です。漢方薬は本来「証」から方剤を決めます。風邪の初期症状に葛根湯の一択ではありません。実際、ある総合病院の調査では、漢方医の風邪診療においては葛根湯よりも小青竜湯や麻黄附子細辛湯などが選択される場合の方が多かったという報告もあります[2)]。

本試験では方剤選択は吟味されていないにもかかわらず効果に差は認められませんでした。ということは、「葛根湯は、漢方の専門家が厳密な証を考慮しなくても、総合感冒薬と同程度の効果を実感できる可能性が高い」と言えるかもしれません（もちろん明らかに葛根湯が適さない禁用ケースは除きます）。

そこで、患者に葛根湯と総合感冒薬の効果の差を説明する際は、「症状を見極めずに使うだけなら効果の差はなさそうです。でも、葛根湯は症状に合わせてうまく使えば、総合感冒薬よりも良いかもしれません。今はどのような症状ですか？」というフレーズを自分の中でストックしています。こうすることで、患者の症状も自然に引き出せるようになります。

漢方薬への評価は医療従事者によってまちまちですが、処方・投薬によって著効を経験した医師・薬剤師は一定数います。証に合えば効果を発揮するという仮説に基づくなら、「証に合えば著効、外れても総合感冒薬並み」と言えるかもしれません。そうであるなら、葛根湯はセルフメディケーションにおいて使い勝手の良い選択肢であり、これは私が漢方薬を勉強するモチベーションになっています。

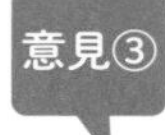

「効果（Effectiveness）」を意識し、薬にポジティブな価値観を付加した服薬指導もできる

風邪のひき初めに「葛根湯」を服用しても「総合感冒薬（パブロンゴールドA）」を服用しても、風邪の悪化は同程度であり、約25%は悪化するという結果でした。副作用については統計的に有意な差はついていないようですが、理論上は総合感冒薬で眠気が出やすいと言えるでしょう。差し当たり、どちらを飲んでも、あるいはそもそも薬を飲まなくても、悪化する人はいますし、症状が軽快する人もいると結論できそうです。

本研究では被験者が盲検化されておらず、自分が葛根湯を服用しているのか、総合感冒薬を服用しているのか、あらかじめわかった状態で主観的な症状の程度が評価されています。したがって、漢方がより効果的で安全性の高い薬と考えている人にとっては有効性を過大に、副作用を過小に評価している可能性はあるでしょう（むろん、その逆も然りです）。

「薬の効果がある」と言うと、そんな効果が薬の中に実在するような気もしますが、そうではありません。効果が「ある」とは、意味が「ある」とか、価値が「ある」というような「ある」に近いものです。サッカーボールのように「薬の効果」なるものを手のひらに乗せて直接眺めることができるでしょうか。少なくとも、薬の効果はサッカーボールのような実在物ではありません。主観的な症状に対する対症療法薬の場合、その効果は人それぞれの関心に応じて頭の中で認識されていくものといっても良いでしょう。つまり、自分の飲んでいる薬について、効果があるという信念があれば、薬理学的には効果が期待できないはずの薬にも効果が発現し得るのです。現代医学では、こうした現象を「プラセボ効果」（3）と呼びます。

薬そのものの厳密な効果を「効能（Efficacy）」と呼びます。しかし、実際には自然治癒や、服薬という行為に付随する様々な健康関連行動が複合的に影響して臨床的な「効果（Effectiveness）」を生み出しています。本研究は非盲検化試験ですので、葛根湯と総合感冒薬の Efficacy を比較しているというよりはむしろ、Effectiveness の比較に近いと言えます。主観的な薬効感の比較と言えば、わかりやすいでしょうか。

葛根湯とパブロンで平均的な薬効感に差がないのであれば、つまるところ、どちらでも良いわけです。ただ、薬剤説明を工夫することで、より高い有効性を期待することができるかもしれません。「効果についてはそんなに変わらないので、どちらでも大丈夫ですよ」という説明よりも、「葛根湯は総合感冒薬と比べても効果が劣るものではありませんし、肩凝りがあるような人には特におすすめかもしれません」のように薬剤に対してポジティブな価値観を付け加えれば、より大きな Effectiveness をもたらしてくれる可能性があります。

3）プラセボ効果
有効成分を含まない「偽薬（プラセボ）」を服用した場合でも、自分が「効果のある薬を服用している」と信じ込むことによって得られる、有益な効果のこと。逆に、「偽薬」を服用して現れる望ましくない効果のことは「ノセボ効果」と呼ぶ。

【参考文献】
1）Antimicrob Agents Chemother. 1998; 32: 409-419. PMID: 2897829
2）山本舜悟，編著．かぜ診療マニュアル第 3 版．日本医事新報社．2019. 55.

鎮咳薬

風邪で小児が夜間に咳をしている際、「ハチミツ」で症状を軽減できるか

Pediatrics. 2012; 130: 465-471. PMID: 22869830

「ハチミツ」（⚑1）は古来より様々な薬効を期待して使われてきた食品だが、実際に咳に対する効果も報告されている。特に、子どもの風邪の咳は両親の生活にも悪影響を及ぼすが、安全かつ有効な薬は少ないため、「ハチミツ」が良い選択肢になっている。この研究では、就寝前に「ハチミツ」を単回投与することで、実際にどのくらい咳の頻度が減るのか、似た風味のシロップ剤を対照とした比較試験が行われた。

研究デザイン：RCT、ランダム化比較試験（イスラエル）

対象：P	1～5歳の小児の上気道炎（n=300）
介入：E	就寝30分前に10gのハチミツ（ユーカリ科、シトラス科、シソ科、各n=75）
対照：C	プラセボ＝ナツメヤシシロップ（n=75）
結果：O	主：咳の頻度（7段階評価） 副：咳の重症度など5つの症状
期間：T	一晩

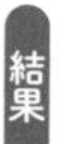
結果

■咳の頻度（Likert Scale）（$p < 0.001$）
ハチミツ群：1.77～1.95の改善 vs プラセボ群：1.00の改善

⚑1）「ハチミツ」と乳児ボツリヌス症

免疫が未発達な1歳未満の乳児が「ハチミツ」を摂取すると、「ハチミツ」に混入した「ボツリヌス菌」によって乳児ボツリヌス症を起こす恐れがある[1)]。「ボツリヌス菌」は土壌など普遍的に存在する菌のため、国産・外国産を問わずリスクがあり[2)]、加熱調理しても滅菌できない[3)]ことにも注意が必要。

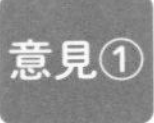

「咳止め」を欲しがる人に、「疑義照会」よりも先に薬剤師から提示できる方法があるかもしれない

風邪の症状の中でも「咳」は特にしんどいもので、子どもが咳をしていると親はとても心配になります。そのため、病院で処方された薬の中に「咳止め」が入っていない場合、「咳止めを出してもらえるようにお願いして欲しい」と薬剤師に言われることも珍しくありません。しかし、風邪などの急性の咳に対する「咳止め」の効果はほとんど期待できないとされており[4)]、特に麻薬性鎮咳薬の「コデイン」は便秘や眠気、耐性・依存のリスクがある他、海外では呼吸抑制による死亡例も報告されており[5)]、たとえ患者希望があっても安易に使えるものではありません。また、小児へ頻用される「チペピジン」などの非麻薬性鎮咳薬も有効性の報告がほとんどないため、それほど良い選択とも言えません。

こういった場合、薬剤師が「咳止めはほとんど効かないので……」「期待できる効果よりもリスクの方が……」と説明したところで、なかなか納得はしてもらえず、仕方なく処方追加のお願いを疑義照会してしまうこともあると思います。しかし、本研究でも示唆されているように、子どもの咳には「ハチミツ」が効果的とする報告は多く[6)]、「咳止め」の薬よりもむしろ良い選択肢になります。「咳止めが欲しい」と言われた際、ただ「咳止めはほとんど効かない」と正論を返すだけで終わってしまったり、言われるがまま薬の追加をお願いしてしまったりするのではなく、「寝る前にティースプーン１杯くらいのハチミツを摂ると、薬を使わなくても咳が楽になることがありますよ」と提案してみることは、薬剤師として必要性の低い薬の処方を減らす重要なアドバイスになります。

ただし、「ハチミツ」も１歳未満の乳幼児が摂取すると「乳児ボツリヌス症」を起こす恐れがあるため禁忌です[7)]。１歳以上の子どもの場合にしかこの話をしていなかったとしても、これを聞いた母親は１歳未満の弟や妹にまで「ハチミツ」を使ってしまうかもしれません。「1歳未満には禁忌」であることも併せて伝える必要があります。

意見② 薬にこだわらず、様々な手段を学ぶ必要性を感じた

咳なら鎮咳薬、熱なら解熱鎮痛薬など、今まで「○○を止めるためにはどうすれば良い？」と聞かれると、薬の中から使えそうなものを探していました。しかしこの論文を読んでからは、薬以外の方法も念頭に置いて考えるようになりました。

薬を飲む時は、有効性と安全性、利便性を天秤に掛けて、薬を飲むことで得られるメリットがデメリットを上回ると判断した時だと思います。それは、親が子どもに鎮咳薬を飲ませる時も同じです。副作用のリスクや薬を飲ませる手間を負担してでも、子どもの咳を止めた方がこの子にとって良いだろうと思うからこそ、手間暇かけて薬を飲ませるのでしょう（子どもに薬を飲ませるのは本当に大変です。1回に15分以上かかることもありますし、そこまでしても飲まない時もあります）。

しかしこの論文では、鎮咳薬よりも「ハチミツ」の方が小児の咳嗽に効く時がある、という結果が出ています。となると、鎮咳薬よりも効果があって、しかも安くて飲ませやすく副作用の懸念もないハチミツ（1歳未満は不可）の方が、子どもにとっても親にとっても、そして薬剤師にとっても良い選択肢になるのではないでしょうか。

「ドリルを買う人が欲しいのは“穴”である」という格言の通り、鎮咳薬を買う人が欲しいのは薬ではなく「咳が止まること」です。薬以外の安全で簡便で安価な方法があるのなら、そちらを勧めた方が全員にとって幸せですよね。薬剤師は薬のエキスパートだからこそ、「薬の限界」を把握しておく必要があります。患者のニーズを踏まえて、臨機応変に薬以外の方法も提案できる薬剤師を目指したい、と思わせてくれる論文でした。

余談ですが、この論文を読んでから、薬剤師以外の職種が主体の学術大会にも行くようになりました。例えば緩和医療学会の学術大会は医師や看護師の発表が多く、緩和医療薬学会とは発表内容がかなり異なります。特に看護の分野では、患者の不快な症状に対して、薬以外の解決法

が数多く提案されており、とても勉強になります（私は最近「がんサバイバーの不眠に対する鍼治療と認知行動療法[8)]」や「終末期がん患者の呼吸困難に対する送風[9)]」を知って、世界には私の知らない治療法がまだたくさんあるのだと感銘を受けました）。どんな論文を読めば良いか迷った時は、まずは興味のある学術大会に行って、そこで発表された面白そうな論文から読み始めてはいかがでしょうか。

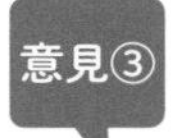

親御さんの悩みを知り、コミュニケーションを図る一助に

市販の小児の風邪薬・鎮咳薬は抗ヒスタミン成分や鎮咳成分（2019年までは「ジヒドロコデイン」）が多く含まれており、一般的には推奨されないものがほとんどです。そのため、私は親御さんから小児用薬の相談を受けた場合は「飲まない方が好ましい」というニュアンスの一言を添えています。

ところが、ある時それを口にしたところ、「でも、症状が酷くて夜眠れないの。かわいそうなのよ」と言われ、言葉に詰まってしまいました。眠れないよりはマシと考えて、仕方なく小児用薬を使う親御さんもいらっしゃるのでしょう。小児の風邪薬は推奨されないけど、眠れないのはかわいそう。ジレンマに陥ってしまった私にとって、小児の咳に「ハチミツ」が効くかもしれないという論文は、その後の接客の大きな手助けとなりました。この論文では、先述の親御さんの懸念点である「睡眠の質」も副次評価ではありますが検討していますから、まさにこの悩みの解決につながる一報です。

意外な気づきもありました。「ハチミツ」と小児の咳の論文を検索すると、睡眠の質を評価した研究が他にもいくつか出てくるのです。そこで、「小児の咳と睡眠の質」という課題は、私が想像するよりも当事者にとってはずっと大きな問題であることを知りました。実際に親御さんとの会話の中で、「夜が眠れなかったりしてお辛いですか？」と尋ねてみると､｢そうなんですよねえ｣と強く頷いてくださり､コミュニケーションをうまく図れます。

とはいえ、市販薬から「ハチミツ」に切り替えることには個人的にはまだ慎重です。「ハチミツ」、鎮咳成分、抗ヒスタミン成分の各単剤で睡眠の質を比較した海外の報告などもありますが[10)]、「ハチミツ」が総合感冒薬（解熱鎮痛・抗ヒスタミン・鎮咳成分の合剤）よりも睡眠を助けるかどうかは、他の薬剤師とディスカッションして私自身の理解を深める必要を感じています。「ハチミツ」の味に対するお子さんの好き嫌いもあるでしょう。また、市販の局方ハチミツには咳の適応がないので、咳に「効く」といった直接的な表現は法律上できないことにも注意が必要です。

私は、常連の患者が総合感冒薬や鎮咳薬を購入される際、レジ会計時に「実は海外ではあまりおすすめされていない成分もあるので、使い方はしっかり守ってくださいね」などとさりげなく伝えることがあります。すると、「え？　なぜですか？　他に何か良い薬はありますか？」と薬に興味を持って頂けます。こうした小さな積み重ねが、身近な薬の相談者として認識してもらうために大切なことだと思います。論文を読むことで、患者との会話がより充実したものになることを実感しています。

【参考文献】
1）東京都福祉保健局．食中毒を起こす微生物：ボツリヌス菌．
https://www.fukushihoken.metro.tokyo.lg.jp/shokuhin/micro/boturinu.html
2）千葉衛研報告．1987; 11: 39-41.
3）MSD マニュアル　プロフェッショナル版 . ボツリヌス症
https://www.msdmanuals.com/ja-jp/ プロフェッショナル /SearchResults?query=%E3%83%9C%E3%83%84%E3%83%AA%E3%83%8C%E3%82%B9
4）Cochrane Database Syst Rev. 2014;（11）: CD001831. PMID: 25420096
5）コデインリン酸塩．添付文書．
6）Cochrane Database Syst Rev. 2018; 4: CD007094. PMID: 29633783
7）厚生労働省．ハチミツを与えるのは 1 歳を過ぎてから．
https://www.mhlw.go.jp/stf/seisakunitsuite/bunya/0000161461.html
8）Contemp Clin Trials. 2016; 47: 349-355. PMID: 26956541
9）J Pain Symptom Manage. 2018; 56: 493-500. PMID: 30009968
10）J Altern Complement Med. 2010; 16: 787-793. PMID: 20618098

抗ヒスタミン薬

7 day アレルギー性鼻炎に対する、新薬「ビラスチン」vs 旧薬「フェキソフェナジン」

Allergol Int. 2017 ; 66: 97-105. PMID: 27421817

アレルギー性鼻炎の治療に用いられる「抗ヒスタミン薬」では、眠気や集中力の低下といった副作用がしばしば問題になる。そんな中、「抗ヒスタミン薬」として約6年ぶりの新薬である『ビラノア®(一般名：ビラスチン)』は、眠気が少ないだけでなく、即効性がある、1日1回の服用で良いといった「薬物治療に適した特徴」を持つ薬として開発されたが、その臨床的な効果を、同じく眠気の少ない「フェキソフェナジン」と比較する試験が行われた。

研究デザイン：RCT、ランダム化比較試験（日本）

対象：P	通年性アレルギー性鼻炎（🏴1）（n=765）
介入：E	ビラスチン 20mg（n=256）、 フェキソフェナジン 120mg（n=254）
対照：C	プラセボ（n=255）
結果：O	主：総合鼻症状スコア（TNSS（🏴2）） 副：目症状のスコア（TOSS）、QOL
期間：T	2週間

結果

■ TNSSの変化

1～3日目：ビラスチン群（−0.94）＞フェキソフェナジン群（−0.74）＞プラセボ群（−0.36）

14日目：ビラスチン群（−0.98）≒フェキソフェナジン群（−0.98）＞プラセボ群（−0.63）

□眠気の有害事象

ビラスチン群2名（0.8％）、フェキソフェナジン群1名（0.4％）、プラセボ群0名（0.0％）

1）通年性アレルギー性鼻炎
花粉症のような季節性のものと違い、シーズンを問わず症状が現れるもの。ダニやカビ・ペットの毛などが原因で起こることが多い。

2）TNSS：Total Nasal Symptom Score（総合鼻症状スコア）
鼻炎の症状である「鼻水」「くしゃみ」「鼻詰まり」「鼻のかゆみ」を、それぞれ5段階（0～4点）で評価した際の合計スコア（0～16点）のこと。「鼻水」「くしゃみ」「鼻詰まり」の3つだけで評価することもある。

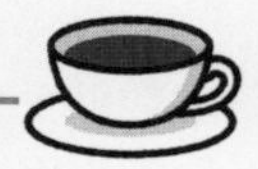

Break Time ～論文を読む時の Tips ～

「新薬についての情報源」

新薬は使用実績が少ないため、得られる情報に限りがあります。しかし、薬剤師はその限りある情報から、その新薬を採用するのか、既存の薬とどう使い分けるのか、もし使う場合はどんな点に注意すれば良いのか、患者に薬のことをどう説明するのかを考える必要があります。その際は論文の他、厚生労働省や FDA（米国食品医薬品局）の資料、臨床試験の登録情報（UMIN）なども活用できます。

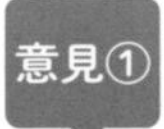

新薬は「どんな状況で切るカード」なのか、医師に長所を活かした使いどころを伝えるために活用できた論文

『ビラノア®(一般名：ビラスチン)』は、眠気の少ない抗ヒスタミン薬として登場しました。そのため、競合相手となるのは「フェキソフェナジン」や「ロラタジン」といった薬になると考えられます。「フェキソフェナジン」については、既に後発（ジェネリック）医薬品も登場しており、値段の点で圧倒的に不利です。また、「ロラタジン」も妊娠中[1)]・授乳中[2)]の安全性評価が高いことや食事の影響を受けない[3)]という長所があり、こちらも情報不足の新薬で、特に食事の影響を受けやすい「ビラスチン」[4)]は非常に不利です。

では、数ある抗ヒスタミン薬の中で「ビラスチン」こそが輝く状況とはどんな時があるでしょうか。例えば、本研究では「ビラスチン」は「フェキソフェナジン」に比べ、服用１～３日目の効果が高いことが示されています。一般的に、第２世代の抗ヒスタミン薬は効果発現が遅いことが共通の弱点とされています（そのため、花粉症では花粉飛散日から服用することが推奨されています[5)]）。ところが、アレルギー性鼻炎で病院を受診するのは「我慢していたけど酷くなってきた」という状況であることも少なくありません。そういった場合、使い始めて１日目からより大きな効果を実感できる「ビラスチン」は良い選択肢になりそうです。特に、こうした即効性は「あの病院でもらった薬はすぐ効いたよ」という口コミにもつながる可能性もあり、開業医にとって非常にありがたい特性と言えるかもしれません。

一方で、14 日時点で効果は変わらなくなること、そもそも大きな効果を期待するのであれば「ステロイドの点鼻薬」を選んだ方が確実である[6)]ことから、患者視点・国の医療費を踏まえて考えると「フェキソフェナジン」よりも高いお金を支払ってまで選ぶ必要があるかどうかは、やや疑問も残ります。

医師から新薬についての所感を尋ねられた際には、これらの点を踏まえて、「フェキソフェナジン」では朝夕どちらかの薬をよく飲み忘れる、点鼻薬が苦手、薬に即効性を求めている、そういった事情がある時にこそ「ビラスチン」の長所を活かせるという意見を伝えました。

意見② 薬の有効性や安全性にほとんど差がない時には、それ以外の相違点に着目した薬剤選択ができる

「ビラスチン」と「フェキソフェナジン」の比較において、1～3日目はビラスチン群の方がTNSSは減少傾向にあり、「ビラスチン」の即効性が示唆される結果となりました（特に1日目で差がついているようです）。「フェキソフェナジン」の最高血中濃度到達時間（Tmax）が約2時間であるのに対し「ビラスチン」は約1時間と短いこともあり、「ビラスチン」の方が効果発現は速いのかもしれません。ただし、本試験の主要評価項目は2週後のTNSSであり、1～3日目については副次的な評価となるため、偶発的な差である可能性も残されていると思います。

さて、この研究結果がどのような意味を持つのか、患者の立場で考えてみたいと思います。確かに、「ビラスチン」は即効性が期待できるかもしれないというのは魅力的なデータです。鼻水が滝のように流れる真っ只中であれば、すぐに効果が出る薬が欲しいと思うでしょう。しかし、そのような状況であれば受診して処方せんをもらわないと入手できない「ビラスチン」よりも、ドラッグストアなどで「フェキソフェナジン」の市販薬を購入して、すぐに服用した方が症状改善への道のりは近いのではないかとも思います。鼻炎症状がひどくなるのは花粉シーズンが多いと思いますが、スギ花粉が飛び始める時期はインフルエンザの流行期と重なります。医療機関でインフルエンザの患者と接する可能性もあるため、その感染リスクも気になるところです。

即効性の違いが示唆されるものの、継続服用での有効性に差がないことから、両薬剤の使い分けを考える上では、有効性以外の相違点が気になるところです。両薬剤の特徴を簡単にまとめてみます。

ビラスチン：
服用回数１日１回、空腹時服用（食後服用で吸収低下）、OTC なし、ジェネリックなし、非鎮静性

フェキソフェナジン：
服用回数１日２回、OTC あり、ジェネリックあり、非鎮静性、グレープフルーツジュースやりんごジュースとの併用で効果減弱の可能性あり[7,8]

抗ヒスタミン薬には同効薬がたくさんありますが、腎機能低下例では用量調節が必要な薬剤もありますし、眠気の副作用のため自動車運転が禁じられている薬剤もあります。剤形の種類も様々で、2018 年にはテープ剤（エメダスチン）も発売されました。抗ヒスタミン薬の有効性にはほとんど差がないように思いますが、各薬剤の異なる特徴に着目すれば、個々の患者に適した薬剤を選択することができると思います。

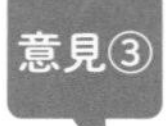

新薬の情報は「既存薬よりも優れた点」に注目が集まるため、論文を冷静に評価することも大事

2000 年に発売された「フェキソフェナジン」と、2016 年に発売された「ビラスチン」を比較した研究です。主要評価項目を見ると、通年性アレルギー性鼻炎の患者に対して「ビラスチン」はプラセボと比べて統計学的に有意差があるが、「フェキソフェナジン」とは有意差がなく、概ね大差のない薬剤であると判断できます。

新薬と 16 年前に発売された薬の効果がだいたい同じということには、驚かれるのではないでしょうか。もしあなたが製薬会社の人だったら、莫大な費用と労力をかけて世に出した新薬について「効果は古い既存薬と同等である」といったプロモーションをしますか？　私でしたら、な

んとかして既存薬より優れた点を見出して、そこを強調するでしょう。実際、発売当時に「ビラスチン」は「フェキソフェナジン」より効果発現が速い、とプロモーションされた方もおられると思います。この効果発現が速いという長所の根拠は、本研究の数ある副次的評価項目の中の1つですが、別の類似研究[9]でも同様に示唆されているものです。

こうした「既存薬よりも優れている点」は製薬会社も積極的に情報を提供してくれますが、「既存薬より劣っている点」があった場合はどうでしょうか。例えばこの研究では、アレルギー性鼻炎の症状である眼症状スコア（眼のかゆみ、流涙）も調べていますが、その結果は2週目時点では「ビラスチン」はプラセボと有意差がなく「フェキソフェナジン」より劣っています。また「ビラスチン」は、食後に服用すると効果が減弱することが想定され、空腹時での投与が必要な薬剤です[4]。そのため、効果発現が速いという利点にも服薬タイミングの制限があるとともに、アドヒアランスが既存薬より優れているのかも不明です[10]。安全性についても、アメリカでは認可されていない成分のため既存薬より情報が少ない傾向にあります。現に、2019年12月には医薬品安全対策情報の中で、ショック、アナフィラキシーが重大な副作用として追加されています[11]。

現在、日本には数多くの内服抗ヒスタミン薬が販売されており、治療の選択肢は豊富です。しかし、選択肢が豊富な分、抗ヒスタミン薬の中で合った薬を探すことに時間を費やし、より効果的な治療薬である「点鼻ステロイド薬」[12]が選択肢に挙がってこないことも少なくありません。類似薬を比較する際は「天と地ほどの差」なのか「大同小異」なのかも含め、この薬剤はどういった患者になら勧められるだろうか？　と考えるきっかけに、この論文がなれば良いなと思います。

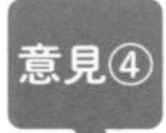

薬の細かな差を知ることで、医師・患者と一緒により良い治療を考えられるようになる

率直な感想としては、「ビラスチン」と「フェキソフェナジン」はどちらもプラセボに比べて総合鼻症状スコア（TNSS）の平均変化に差があるものの、両者間での差は見られないことから、2 つの薬の効果に大差はないといった印象を受けました。その中で、効果の差が確認された「ビラスチンの方が効き始めるのが早い」という点に、患者がどれだけ価値を感じるかによって、この薬に対する評価には個人差が出そうです。

この論文は、効果に差があまりないという結果を示したものですが、患者の服薬情報を医師にフィードバックする良いきっかけにもなるかもしれません。用法と薬価を比べてみると、「ビラスチン」は 1 日 1 回で良いですが 1 日あたり 72.5 円、対する「フェキソフェナジン」は 1 日 2 回の服用が必要ですが、ジェネリック医薬品であれば 1 日あたり 38.4 円とほぼ半額で済みます。片方は使いやすさ、もう片方は安さが売りの 2 つの選択肢がある時、例えば、家電製品を数ある商品の中から 1 つ選ぶ時、少しでも使いやすいものを選ぶのか、あるいは性能に大差がないのであれば安い方を選ぶのか、といった場面を想像すると考えやすいかもしれません。機能やメーカー、価格、販売店、デザインなどいろいろな違いがある中で何を基準として重視するかは、人によってそれぞれです。今回の論文結果に対して、私はまさしくこれと似た感覚を持ちました。

- 「ビラスチン」と「フェキソフェナジン」は、プラセボと比べて鼻症状の改善に有効である
- 「ビラスチン」と「フェキソフェナジン」を2週間継続して服用した場合、効果にほとんど差がない
- 「ビラスチン」は、「フェキソフェナジン」よりも効き始めを実感しやすい
- 「ビラスチン」は1日1回服用（空腹時）で、「フェキソフェナジン」は1日2回服用する
- 「フェキソフェナジン」のジェネリック医薬品を選択すると、1日あたりの費用が「ビラスチン」の半分で済む

これらの情報を伝えた上で、患者の生活像と価値観に焦点を移して対話するのが良いのではないでしょうか。夜勤があって1日2回12時間ごとに飲むのが難しい患者、少しでも薬代を安くしたい患者、安い薬なんて効かない気がすると思っている患者など、実際に薬を使う人の「生活リズム・他薬の服薬状況・価値観」といった点から薬を評価し、より良い治療をともに考えるきっかけになると思います。

【参考文献】
1) J Allergy Clin Immunol. 2003; 111: 479-483. PMID: 12642825
2) 国立成育医療研究センター．授乳中に安全に使用できると考えられる薬. https://www.ncchd.go.jp/kusuri/lactation/druglist.html
3) クラリチン® 錠　インタビューフォーム
4) ビラノア® 錠　インタビューフォーム
5) 鼻アレルギー診療ガイドライン作成委員会．鼻アレルギー診療ガイドライン—通年性鼻炎と花粉症—2016年版．ライフ・サイエンス．2015.
6) Am J Rhinol Allergy. 2017; 31: 19-28. PMID: 28234147
7) Clin Pharmacol Ther. 2005; 77: 170-177. PMID: 15735611
8) Clin Transl Sci. 2016; 9: 201-206. PMID: 27197662
9) Allergol Int. 2017; 66: 123-131. PMID: 27475625
10) 医療薬学．2012; 38: 522-533.
11) DSU（医薬品安全対策情報）. 2019.12. No.285. https://www.pmda.go.jp/safety/info-services/drugs/calling-attention/dsu/0178.html.
12) Arch Intern Med. 2001; 161: 2581-2587. PMID: 11718589

CVD リスクを抱える２型糖尿病患者に対する、厳格な血糖降下療法の有益性

N Engl J Med. 2008; 358: 2545-2559. PMID: 18539917

２型糖尿病の治療において、HbA1c（1）値と心血管疾患のリスクには関連があることが様々な研究から示唆されていた。そこで、HbA1c 値の目標値を 6.0%未満に設定して厳格にコントロールする強化療法が、実際にどのくらい心血管イベントを減らせるのかを検証するため、CVD（2）リスクを有する患者を対象にした研究が行われた。

研究デザイン：RCT、ランダム化比較試験（アメリカ、カナダ）

対象：P	CVD リスク因子を有する２型糖尿病患者（n=10,251、平均 62.2 歳）
介入：E	強化療法：HbA1c 値の目標は 6.0%未満（n=5,128）
対照：C	標準療法：HbA1c 値の目標は 7.0 ～ 7.9%（n=5,123）
結果：O	主：非致死性心筋梗塞、非致死性脳卒中、心血管死の複合 副：全死亡など
期間：T	3.4 年（中央値）

結果

■非致死性心筋梗塞、非致死性脳卒中、心血管死の発生：HR＝0.90［95% CI: 0.78-1.04］
強化療法群：352 例（5.0%）vs 標準療法群：371 例（7.2%）

□１年後の HbA1c
強化療法群：6.4% vs 標準療法群：7.5%

□死亡：HR ＝ 1.22［95% CI: 1.01-1.46］
強化療法群：257 例（5.0%）vs 標準療法：203 例（4.0%）

□介助を要する低血糖（$p < 0.001$）
強化療法群：830 例（16.2%）vs 標準療法群：261 例（5.1%）

1）HbA1c（ヘモグロビン A1c）
全「ヘモグロビン」のうち、「糖化ヘモグロビン」の存在率を％で表したもの。基本的に過去１～２ヶ月前の平均血糖値を反映するとされ、糖尿病治療の指標としてよく用いられる。以前、日本では「JDS 値（Japan Diabetes Society）」が使われていたが、2012 年４月から国際基準の「NGSP 値（National Glycohemoglobin Standardization Program）」が採用されている。なお、JDS 値は、NGSP 値よりも 0.4％ほど低い。

2）CVD：Cardio-Vascular Disease（心血管疾患）
心臓や血管に関連した疾患、具体的には「心筋梗塞」や「脳梗塞」、「心不全」などのことを指す。CVD リスクというと、通常は高血圧や脂質異常症、糖尿病、喫煙や肥満といった要素が挙げられるが、臨床試験によって採用基準や除外基準は異なる場合もある。

Break Time ～論文を読む時の Tips ～

「平均値と中央値」

「平均値」は、変数の合計を個数で割った値のことです。「中央値」は、母集団の分布の中央にある値のことです。「平均値」は外れ値の影響を受けやすいため、分布に外れ値が多い（例：正規分布しない）場合には「中央値」が用いられます。例えば、年収や資産についての平均値を算出すると、一部の資産家の大きなデータに影響され、「平均値」は「中央値」よりも大きくなる傾向にあります。

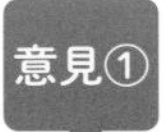

この論文を知って自分の常識が覆ったが、今の常識もまた覆るかもしれないという前提で考えられるようになった

本試験の結果を知るまで私は、ただ漠然と糖尿病患者の血糖値は基準値内まで下げた方が良いと思い込んでいました。しかし、この論文を知ってその常識が覆り、驚きました。まさか強化療法が死亡率を増やすことになるとは思ってもみなかったからです。

ほぼ同時期に、強化療法と標準療法を比較したVADT試験[1)]とADVANCE試験[2)]という本試験とデザインが類似した研究の結果も報告されています。ADVANCE試験では、強化療法群で主要細小血管イベントの発生率は有意に低下したものの、両試験において強化療法の大きな意義は見出されませんでした。現時点で強化療法のメリットはあまりないと感じています。

ただ、本試験で使用している薬剤は現在の臨床現場の主流とはやや異なります。当時はまだ薬の選択肢が多くなかったこともあり、（ほとんどの症例で「メトホルミン（⚑3）」が使用されている以外では）低血糖リスクの高いスルホニルウレア（SU）剤（⚑4）やインスリン、また心血管イベントリスクの上昇を懸念して欧州では発売中止となった「ロシグリタゾン」が多く使われています。現在では、「DPP-4阻害剤（⚑5）」や「GLP-1製剤」、「SGLT-2阻害剤（⚑6）」といった、従来の薬剤よりも低血糖のリスクが低いとされている薬がよく使われています。低血糖

⚑3） メトホルミン
主に肝臓での糖新生を抑制する、ビグアナイド薬の1つ。禁忌に該当しなければ、基本的に肥満を伴う2型糖尿病の第一選択薬とされる。日本では1961年から使われており、近年になって登場した「DPP-4阻害薬」や「SGLT-2阻害薬」と比べて値段も安く、費用対効果にも優れている。

⚑4） スルホニルウレア（SU）剤
インスリン分泌を促す薬剤。近年、低血糖リスクが取り沙汰されて悪い面ばかりが目立っているが、「HbA1cの値を下げる」という点においてはコストパフォーマンスの良い薬。「グリメピリド」「グリクラジド」「グリベンクラミド」などがある。

の発生が本試験の結果に影響している可能性も示唆されているため、これら低血糖リスクの少ない新しい薬を中心にして強化療法をすれば、もしかしたら違う結果になるのかもしれません。いずれまた、今の常識を覆す報告が聞けることもあるのではないでしょうか。

また、これらの試験の結果がガイドラインなどに反映されて臨床現場に活用されるまでには多少時間がかかった記憶があります。報告があった 2008 ～ 2009 年以降も、まだまだ多くの強化療法が実施されていたかと思います。その当時、私は論文を読む習慣がなかったので、こうした試験結果が得られていることを後から知りました。このような新たな知見を含んだ論文情報を臨床現場で速やかに取り入れていくために、薬剤師である自分に何ができるのだろうかというのも、これらの論文を読んで考えさせられました。

自分の思い込みを是正するため、「論文を読む必要性」を初めて痛感した論文

「目的」と「手段」が入れ替わってしまうことは、よく問題になります。例えば、健康な生活のために減量を始めたのに、いつの間にか減量が目的化し、健康を害してまで痩せようとするようになってしまう、といったようなものです。このような事態は、実は医療でも起こり得ます。

5） DPP-4 阻害薬
「インクレチン」を分解する酵素「DPP-4（Dipeptidyl Peptidase 4）」の作用を阻害することで、「インクレチン」によるインスリン分泌促進、グルカゴン分泌抑制の作用を維持し、血糖上昇を抑えるメカニズムを持つ薬。週 1 回の服用で良い製剤（『ザファテック®』『マリゼブ®』）もある。

6） SGLT-2 阻害薬
「SGLT（Sodium Glucose Cotransporter：ナトリウム・グルコース共役輸送体）」とは、細胞内に糖を取り込むタンパク質のこと。「SGLT-2 阻害薬」は、腎臓の近位尿細管にあるこのタンパク質を阻害することで、近位尿細管でのグルコース再吸収を阻害し、尿中へ排泄させる作用がある。近年、心血管イベント抑制効果が注目されている。

そもそも糖尿病の治療は、心筋梗塞などの動脈硬化性疾患を防ぐために行います。その際、治療の効果を推測するのに役立つツールとして血糖値（HbA1c 値）が用いられます。つまり、糖尿病治療においては「動脈硬化性疾患を防ぐこと」が目的で、「HbA1c 値の測定」は手段です。ところが、いつの間にか「HbA1c 値を下げること」が治療の目的となってしまい、「HbA1c 値を下げられさえすればすべて良し」と思い込んでしまうことがあります。私自身、とある勉強会で本研究をテーマに勉強するまで、自分が「糖尿病治療＝血糖値を下げること」と思い込んでいること、つまり、糖尿病治療の目的と手段が入れ替わってしまっていることを自覚できてもいませんでした。

本研究を知ってからは、「検査値の改善」が結局のところ根本的な解決につながるのかどうか、という点を強く意識して様々な薬の効果や治療の意義を考えるようになりました。その結果、持病の多い高齢者では収縮期血圧 120mmHg 未満を目指すと死亡率が高くなってしまうという報告[3)]（CVD リスクを抱える 60 代くらいの高血圧患者であれば死亡率は軽減される[4)]）、75 歳以上の高齢者では高 LDL 値が動脈硬化性心疾患とは関連しないという報告[5)]（75 歳以上でもスタチンで死亡率が軽減されるという報告もある[6)]）、無症候性の甲状腺機能低下症患者にホルモン治療を行っても数値が改善するだけで QOL は改善しないという報告[7)]などを知り、糖尿病以外でも「検査値が正常になれば治療が成功するはずだ」という同じ思い込みをしていたことに気づきました。論文を読むことは、こうした自分の偏った思い込みを是正するためにも非常に有用と思っています。

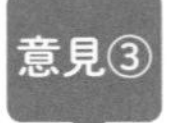

薬剤師が服薬指導の際に「検査値」を確認するのは何のためか、改めて考えるきっかけに

薬剤師が糖尿病患者に対して服薬指導をする際、「HbA1c」の値を確認することは多いと思います。私も新人の頃、上司から「必ず聞き取り

をするように」と指導されていました。しかし、値を聞き取った後、それをどう服薬指導に活かすのかまでは考えられていませんでした。

例えば、そこで聞き取った「HbA1c」の値が7.5%であった場合、どういったことを考えるでしょうか。「7.5%でもまぁ十分だろう」と考えた場合、薬剤師の反応は「概ね順調ですね、この調子で薬も続けてください」といったものになると思います。「7.5%ではやや高い」と考えた場合、薬剤師は薬の飲み忘れがないか、あるいはインスリン注射の手技が不正確になってきていないかなどを優先的に確認する必要があります。逆に、「7.5%では下げ過ぎだ」と考えた場合には、低血糖の症状が現れていないかを最優先で確認した方が良いかもしれません。このように、HbA1cの値が7.5%であることが、その人にとって高いのか低いのかちょうど良いくらいなのかによって、薬剤師の対応は変わるはずです。

本研究では、心血管疾患のリスクを抱える2型糖尿病患者の場合、「HbA1c」の目標を正常範囲である6.0%未満に設定した強化療法を行っても、得られるメリットは少なく、むしろ低血糖や死亡リスクが高くなってしまう可能性が示唆されました。このことから、本研究と似たような背景の人、例えば65歳くらいで高血圧や脂質異常症などの疾患も合併している人であれば、HbA1cの値が7.5%くらいであっても、それはその人にとってそんなに悪い値ではないかもしれません。しかし一方で、新規に2型糖尿病と診断された人の場合、HbA1cの値を7.0%程度にまで下げる厳格な治療を行った方が、合併症の発症・増悪を防げるという報告もあります[8)]。そのため、同じようにHbA1cの値が7.5%の人であっても、40代くらいで糖尿病治療を始めてまだ間もない人であれば、それはその人にとってあまり良い値ではなさそうです。

薬剤師は、よく「余計なことを聞かれる」と批判されることがあります。これは、薬剤師が「なぜその質問をしたのか」、その必要性をきちんと理解してもらえていないことも原因の1つと思います。自分が「検査値」を確認する際には、今一度「これを聞いて、次の服薬指導にどう活かすのか」を考え、薬歴を埋めるためだけの質問などはしないように注意したいところです。

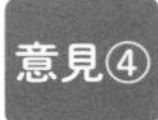

HbA1c の値を下げること、低血糖を起こさないこと、双方のメリットを踏まえた寄り添い方を考える

「また HbA1c が 7 を超えてしまっていた。薬はきちんと飲んでいるけれど、これじゃ高いよね。お医者さんに申し訳ないなぁ、頑張らなきゃ……。」病歴の長い糖尿病患者に薬を渡す際、こういった声を聞くことは少なくありません。

私がこの場面で、本研究の結果から読み取ったことを活かして返答するならば、「HbA1c の値を 7 未満に下げることより、間食や運動不足によって HbA1c 値が上がり過ぎないよう意識しつつも 7 ～ 8 くらいで維持することを意識した方が、長い目で見た時に良いかもしれないですよ」と答えるでしょう。加えて、低血糖を起こしていないかの確認をします。もし今回の診察までの間に一度でも低血糖を起こしていたなら、「HbA1c の値を下げることも大切ですが、低血糖を起こさないようにすることも大事です。HbA1c の値を 7 未満に下げようと頑張りすぎて、低血糖を起こしてしまっていることもありますから」と付け加えます。

とはいえ、この説明が妥当なのかを検証するためにも、他の研究でも同様の結果が出ているかを確認したいところです。実際に調べていくと、イギリスの一般診療研究データベースから 50 歳以上（平均年齢 63.6 歳）の 2 型糖尿病患者 27,965 人の生存率を、HbA1c の関数として評価した観察研究が見つかりました。結果は、平均 HbA1c を 7.5％にした時が最も死亡率が低く、平均 6.4％では死亡率が 52％上昇、平均 10.5％では 79％上昇するというものでした[9)]。つまり、本研究で示されたものと同様、HbA1c の値は 7 ～ 8 くらいで維持することも「悪くない方針」と言えそうです。

一方で、患者が合併症の予防に強い関心を寄せているのであれば、低血糖に細心の注意を図りつつ HbA1c 7 未満の達成を支援することも良さそうです。事実、平均年齢 49 歳の日本人患者 110 人を対象にしたインスリン注射治療では、HbA1c の値を 7 未満に抑えることによって網膜症や腎症の発生・進行の累積割合がともに約 20％低下したという報告[10]があります。ただ、日本人を対象にはしているものの臨床試験の参加人数が少ないことには注意が必要です。

1つの論文を読んだ際には、そこから得られた結果は他の研究でも同様の結果が得られたものなのか、あるいは別の角度から評価した研究はないか、周辺の論文もいろいろと参照することが大事です。これによって、HbA1cの値を下げることのメリットとデメリットを多様な面から理解しておけば､「どう生きたいのか」といった患者の価値観に寄り添った対応をすることができるようになると思います。

【参考文献】

1) N Engl J Med 2009; 360: 129-139. PMID: 19092145
2) N Engl J Med 2008; 358: 2560-2572. PMID: 18539916
3) J Am Geriatr Soc. 2007; 55: 383-388. PMID: 17341240
4) N Engl J Med. 2015; 373: 2103-2116. PMID: 26551272
5) J Am Geriatr Soc. 2019; 67: 2560-2567. PMID: 31411740
6) Am J Cardiol. 2020. 125: 1154-1157. PMID: 32088001
7) JAMA. 2018; 320: 1349-1359. PMID: 30285179
8) Lancet. 1998; 352: 837-853. PMID: 9742976
9) Lancet. 2010; 375: 481-489. PMID: 20110121
10) Diabetes Res Clin Pract. 1995; 28: 103-117. PMID: 7587918

DPP-4 阻害薬／SAVOR-TIMI53 試験

DPP-4 阻害薬の「サキサグリプチン」は、糖尿病患者の心血管イベントを抑制するか

N Engl J Med. 2013; 369: 1317-1326. PMID: 23992601

「血糖値を下げることが必ずしも有益とは限らない」ということが示されている一方、現場では「血糖値を下げる」ことにも大きな需要がある。そこで、少なくとも安全に血糖値を下げられ、なおかつ心血管イベントを抑制し得る薬が求められている。単独では低血糖を起こしにくい薬として人気な「DPP-4 阻害薬」は、こうした薬として有用かどうか、検証する試験が行われた。

研究デザイン：RCT、ランダム化比較試験（26ヶ国）

対象：P	心血管疾患の既往・リスクがある 2 型糖尿病患者（n=16,492、平均 65.0 歳）
介入：E	標準治療＋サキサグリプチン 5mg（n=8,280）
対照：C	標準治療＋プラセボ（n=8,212）
結果：O	主：心血管疾患死、非致死性心筋梗塞、非致死性脳卒中の複合 副：主要評価項目の各項目、入院（冠血管再建術、心不全、不安定狭心症（⚑1））
期間：T	2.1 年（追跡中央値）

結果

■心血管疾患死、非致死性心筋梗塞、非致死性脳卒中の発生：HR＝1.00［95% CI: 0.89-1.12］
サキサグリプチン群：613 例（7.3%）vs プラセボ群：609 例（7.2%）

□心不全による入院：HR＝1.27［95% CI: 1.07-1.51］
サキサグリプチン群：289 例（3.5%）vs プラセボ群：228 例（2.8%）

□ HbA1c 値の変化
開始時：8.0% vs 8.0%
1 年後：7.6% vs 7.9%（p＜0.001）
2 年後：7.5% vs 7.8%（p＜0.001）

□低血糖の発生（p＜0.001）
サキサグリプチン群：1,264 例（15.3%）vs プラセボ群：1,104 例（13.4%）

1）不安定狭心症

心筋梗塞を伴わない、冠動脈の急性閉塞によって起こる狭心症のこと。症状がいつ・どこで現れ、どの程度の症状がどのくらいの時間続くのかを予測しにくく、しばしば心筋梗塞や不整脈につながるため、薬物治療や経皮的冠動脈インターベンション（PCI）・冠動脈バイパス術などが必要になる。心血管系の複合アウトカム（2）では、入っていたり入っていなかったりする。

2）複合アウトカム

いくつかのアウトカムを組み合わせて、1 つの測定項目としたもの。この SAVOR-TIMI53 試験では、「心血管疾患死」「非致死性心筋梗塞」「非致死性脳卒中」の発生を統合している。少ないサンプル数で十分なアウトカム発生数を確保できるため、臨床試験のコストと時間を削減できる利点がある。ただし、含まれる個々のアウトカムの重要性が大きく異なる場合には解釈に注意が必要。

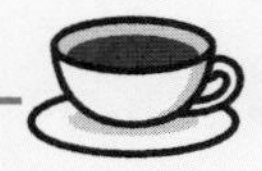

Break Time ～論文を読む時の Tips ～

「内的妥当性と外的妥当性」

「内的妥当性」とは、同じ介入を同じ集団に対して行った場合、また同様の結果が得られるかどうかの視点です。研究デザインや被験者の集め方、脱落データの扱い、結果の解析方法などによって変わります。

「外的妥当性」とは、論文の結果や結論を目の前の患者に当てはめても良いかどうかの視点です。患者背景や使われた薬の種類・用法用量・服用期間などの差異によって変わります。

低血糖が少ないとされる「DPP-4 阻害薬」でも、対策・支援は大事と再認識

「DPP-4 阻害薬」はインクレチン（主に GLP-1）を分解する酵素（DPP-4）を阻害する薬ですが、そもそもインクレチンは、1902 年に Bayliss と Starling によって発見されました。その後、1906 年から 1935 年にかけて十二指腸分泌液＝インクレチンの効果は確認されていましたが、存在が疑わしく 1964 年まで研究がストップしていました。その後、1964 年にグルコースは静脈投与よりも経口投与の方がインスリン分泌を促すという結果が発表され、この違いを「インクレチン効果」と呼ぶことになったという経緯があります[1, 2]。

こういった背景のあるインクレチン関連薬ですが、心血管に対する影響が懸念されています。今回の論文の主要評価項目はサキサグリプチン群とプラセボ群に有意な差はありませんでした（複合アウトカムを個々の結果で見ても、心血管死などの発生を有意に変化させることはないようです）。

一方、副次評価項目では「DPP-4 阻害薬」は「心不全における入院」を増やしました。心不全と糖尿病の関係性は完全には明らかになっていませんが、他の「DPP-4 阻害薬」でも心不全による入院を増やす[3] という報告はあり、FDA（アメリカ食品医薬品局）からリスクに対する警告[4] も出されています。このことから、心疾患治療と糖尿病治療をそれぞれ別の病院で行っている患者に対し、薬局で（NYHA 分類（⚑3）に基づいた）息切れや動悸などの全身的な評価を行って医師にフィード

⚑3） NYHA 分類（New York Heart Association functional classification）
ニューヨーク心臓協会が作成した、心不全の重症度を様々な自覚症状から判定するもので、心不全の重症度分類として広く使われている指標。II 度はさらに細分化されることもある。
I 度…日常生活では疲労・動悸・呼吸困難や狭心痛が起きない
II 度…日常生活では疲労・動悸・呼吸困難や狭心痛が起きる
III度…日常生活以下の身体活動で疲労・動悸・呼吸困難や狭心痛が起きる
IV度…安静時にも症状があり、身体活動によって症状が悪化する

バックをするなど、病院間の橋渡しになれるようサポートに取り組んでいます。

確かに「DPP-4 阻害薬」は低血糖が少ないという報告も多く[5,6]（実際、スルホニルウレア剤に比べると少ない[7,8]）安全な薬という印象が強いですが、そもそも血糖値を下げることには「低血糖」が付き物であることを肝に銘じておくべきと考えています。実際、本研究では「DPP-4 阻害薬」であってもプラセボとの比較で低血糖の発症は有意に多いという結果が出ています。相対的に低血糖リスクの少ない「DPP-4 阻害薬」であっても、低血糖の対応も含めた服薬支援は手を抜いてはいけないと再認識しました。

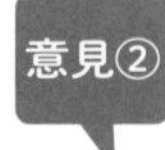

新規薬剤の採用に際して、医師への情報提供に活用できた論文

当時、在籍していた職場では「DPP-4 阻害薬」の処方頻度が多く、各種在庫を取り揃えていました。「サキサグリプチン」は使用歴がないため在庫していなかったのですが、近隣の医療機関の医師が「サキサグリプチン」の処方を検討しているというお話を伺いました。そこで気になったのは本試験における「心不全による入院の増加」です。心不全については主要評価項目ではないため、心不全リスクが証明されたとまでは言えないかもしれませんが、安全性については慎重に評価する必要がありますので医師に情報提供した方が良いと思いました。

情報提供する上で、周辺情報を探っておく必要があると考え、他の「DPP-4 阻害薬」のエビデンスを調べてみると、「アログリプチン」のEXAMINE 試験や「シタグリプチン」の TECOS 試験では、心不全による入院についてプラセボと有意差はありませんでした（※/→P.62）[9,10]。どのように解釈したら良いのか悩ましいですが、「心不全リスクはサキサグリプチン固有のリスクである」「心不全リスクは DPP-4 阻害薬に共通するものだが、シタグリプチンとアログリプチンではたまたま有意差がつかなかった」「サキサグリプチンで認められた心不全による入院の増加は偶発的なものである」など様々な可能性が考えられます。

不明な点はあるものの、「サキサグリプチン」で心不全による入院が増加したということと、「シタグリプチン」と「アログリプチン」では心不全の増加は認められなかったことの2点に基づいて、心不全の既往がある患者に対しては、「サキサグリプチン」よりも「シタグリプチン」や「アログリプチン」の方が良いのではないかという個人的見解を伝え、医師の判断を仰いだところ、「サキサグリプチンは心不全の既往がない患者に使おうと思う」と回答を頂きました（結果として、「サキサグリプチン」の新規採用は見送られました）。心不全の既往がない患者においても、あえてこの薬を選択する理由はない、ということだったのではないかと推察されます。

本件は2015年の出来事で、当時は「サキサグリプチン」の添付文書に心不全に関する記述はありませんでしたが、2016年11月に添付文書が改訂され、本試験の結果を踏まえて、慎重投与として「心不全の患者」が追記されました。添付文書に反映される前の段階で、論文情報を入手して医師に情報提供することも薬剤師の大事な役目だと思います。

※）（→ P.61）
「初回の心血管イベントとして心不全による入院を経験した患者」はアログリプチン群3.1%、プラセボ群2.9%で有意差はないとの報告でしたが[10]、2016年のFDAの勧告にて、同試験における「心不全による入院を少なくとも1回経験した患者」はアログチプチン群3.9%、プラセボ群3.3%と増加傾向にあるため、アログリプチンの添付文書にも心不全リスクに関する注意喚起が追記されました[11]。国内では2020年時点においても心不全リスクについての記載はなく、アログリプチンの心不全リスクの評価についてはコンセンサスが得られていないように思います。

「プラセボと同じ」というフレーズだけを見て薬の存在意義を早とちりしないよう、注意したいこと

「DPP-4 阻害薬」は低血糖を起こしにくい糖尿病治療薬ということで、心血管イベントの抑制効果が期待されていましたが、「プラセボとイベント発生率はほぼ同じ」という結果に衝撃を受けました。「DPP-4 阻害薬はプラセボと同じ」という衝撃的かつキャッチーな部分が私の脳裏に突き刺さりましたが、「本当にプラセボと同じと言い切ってもいいのかな？」とも思いました。やはり試験の概要を自分の目できちんとチェックする必要があります。そこで、論文を読んでみると、ちょっと印象が変わりました。

本試験の PECO はサマリーに記載されている通り、標準治療に加えて、介入群には「サキサグリプチン」、対照群にはプラセボが投与されました。ランダム割付されているため、ベースライン時の標準治療の内訳に群間差はありませんが、血糖コントロール不良例においては追加治療が認められていたため、追跡期間中（中央値 2.1 年）に標準治療の内訳は一部変更になっており、介入群と対照群にズレが生じています。糖尿病治療薬の追加・増量の割合は介入群 23.7%、対照群 29.3% でした。HbA1c が 0.3% しか差がつかなかったのは、他の治療薬の追加・増量となった患者が対照群の方で有意に多かったためだと思われます。このような試験デザインだと、「サキサグリプチン」がプラセボより優れているのかについて厳密な検証はできないように感じる方も多いと思うのですが、この試験はそもそも「サキサグリプチン」がプラセボよりも心血管イベントを増やさないかどうかを検証することが目的でした。安全性を評価する試験であったため、コントロール不良例に対しては救済措置として追加治療が許可されていたのです。

追加・増量の割合に大きな差があるわけではないので、やはり「サキサグリプチン」の効果はほとんど期待できないという意見もあるでしょう。「サキサグリプチン」を使わなくてもコントロール不良例には他剤を追加・増量してコントロールすれば、心血管イベントは増加しないという見方もできます。しかし、「プラセボと同じ」というフレーズが一人歩きしてしまうと、誤解を生む懸念があります。コントロール不良例に対して「サキサグリプチン」を投与して血糖値を下げることに臨床的意義がないと判断するのは、やや拡大解釈ではないでしょうか。糖尿病の合併症は心血管疾患だけではありません。腎症、網膜症などを防ぐことも大事です。有益性についてはもっと慎重に吟味する必要があるように思います。

意見④ エンドポイントを意識し、「何のために薬を飲むのか」を考えるきっかけになった論文

糖尿病治療薬は血糖値を下げる薬、と考えていた私にとって、この試験は「何のために薬を飲むのか」を考えるきっかけになりました。「何のために糖尿病の治療をするのか」を改めて考えると、それは「血糖値を下げるため……」ではありませんよね。糖尿病が原因の心血管イベントで亡くなったり、合併症（網膜症・腎症・神経障害など）で生活が不自由になったりしないように、治療するのだと思います。しかし、糖尿病治療では有効性の評価指標としてHbA1cや血糖値などの代用のアウトカム（4）を使うことも多いため、ついつい「良い糖尿病治療薬とは、副作用の頻度を上げずに、より血糖値を下げる薬である」と思ってしまいがちです。服薬指導でも開口一番に「血糖値はいかがでしたか？」と聞いてしまったり、運動や食事改善がうまくいっていなくても「血糖値がコントロールできていれば、まぁ良いか」と思ってしまったりすることがありますよね。

4）真のアウトカム、代用のアウトカム
「真のアウトカム」とは患者の人生に直接大きく関わるようなもの（例：死亡率、QOLなど）、「代用のアウトカム」とは真のアウトカムの予測因子となるもの（例：血圧、血糖値、体重）のこと。「代用のアウトカム」が改善されると、「真のアウトカム」は必ず連動して良くなる……とは限らない、という点に注意が必要。

この試験では、「サキサグリプチン」が心血管保護効果を示せなかったばかりか、心不全による入院リスクを増やす可能性が示唆されました。つまり「血糖値を下げる薬が、必ずしも良い薬ではない」ことを示しています。試験の解釈は様々だと思いますが、私はこの試験結果を聞いて、代用のアウトカムだけで薬を評価する危険性を改めて認識しました。特に生活習慣病の薬は、真のアウトカムではなく、代用のアウトカムでの結果に基づいて評価されがちです。こういった評価に惑わされないためにも、日頃から各ガイドラインなどを読んで真のアウトカムを知っておき、代用のアウトカムでの評価の場合は一歩引いて見る必要があると考えています。

論文の評価をする自信がない場合は、主要な試験結果の反映が早い媒体〔例：糖尿病分野でしたら米国糖尿病学会（ADA）や米国臨床内分泌学会（AACE）のガイドラインなど〕を知っておくと、専門家の評価をいち早く知ることができます。時間とお金に余裕があれば、学術大会のシンポジウムやディスカッションを見に行くのもおすすめです。自分にとって情報が得やすい媒体を知っておくと、知識のアップデートがしやすいですよ。

【参考文献】

1）糖尿病. 2009; 52: 415-417.
2）Regul Pept. 2005; 128: 87-91. PMID: 15780427
3）Circulation. 2019; 140: e294-e324. PMID: 31167558
4）国立医薬品食品衛生研究所 安全情報部. 医薬品安全性情報 Vol.14 No.09（2016/05/06）. http://www.nihs.go.jp/dig/sireport/weekly14/09160506.pdf
5）Metabolism. 2018; 85: 14-22. PMID: 29530797
6）J Diabetes Investig. 2018; 9: 813-821. PMID: 29047219
7）Diabetes Obes Metab. 2019; 21: 939-948. PMID: 30520221
8）Diabetes Obes Metab. 2015; 17: 630-638. PMID: 25761977
9）N Engl J Med. 2015; 373: 232-242. PMID: 26052984
10）Lancet. 2015; 385: 2067-2076. PMID: 25765696
11）FDA Drug Safety Communication. FDA adds warnings about heart failure risk to labels of type 2 diabetes medicines containing saxagliptin and alogliptin https://www.fda.gov/drugs/drug-safety-and-availability/fda-drug-safety-communication-fda-adds-warnings-about-heart-failure-risk-labels-type-2-diabetes

COLUMN 臨床試験で気をつけなければならない、いろいろな「バイアス」

本当は差があるのに、何らかの要因によって「差がないという結果」になってしまう。あるいは、本当は差がないのに、何らかの要因によって「差があるという結果」になってしまう。こういった、臨床試験の結果を歪めてしまいかねない要因のことを「バイアス」と言います。こうした「バイアス」で歪められた臨床試験の結果に基づいた医療の教育・実践は、多くの人の健康に悪影響を与える可能性があります。臨床試験の結果を読む際には、様々な「バイアス」に注意する必要があります。

■選択バイアス：研究対象となる母集団に偏りが生じること
（例）香川県高松市で飲食店の調査を行うと、「うどん屋」が多くなる
（例）スポーツジムに通う人を対象にアンケート調査を行うと、「健康に気をつけている人」が多くなる
（例）専門医療機関で症例を集めると、重症例や予後不良例・治療抵抗例が多くなる

■情報バイアス：収集するデータに歪みが生じること
（例）飲酒量や喫煙量は少なめに、恋愛経験は多めに自己申告される傾向にある
（例）「薬が効いた経験」よりも「薬で副作用が起きた経験」の方が記憶に残りやすく、思い出しやすい
（例）自分が罹患した疾患には詳しくなるため、家族が同じ疾患を発症した際に見つけやすい

■交絡バイアス：検証したいもの以外の因子によって、結果が影響されてしまうこと
（例）飲酒している群では喫煙率も高いため、まるで飲酒が肺がんの発生率を高めているように見える
（例）5G が整備された場所は人口密集地のため、まるで 5G が感染症流行の原因であるかのように見える
（例）朝食を摂る子どもは家庭環境に恵まれている傾向があるため、まるで朝食が成績 UP の秘訣であるかのように見える

■出版バイアス：研究結果がネガティブな場合や統計学的に有意でない場合には、そもそも論文として発表されにくいこと
（例）システマティックレビューの結果が、ポジティブになる傾向がある

10 day SGLT-2 阻害薬「エンパグリフロジン」は、糖尿病患者の心血管イベントを抑制するか

N Engl J Med. 2015; 373: 2117-2128. PMID: 26378978

2 型糖尿病が心血管疾患のリスクであることは昔から知られていたが、薬でただ血糖値を下げれば良いというわけではなく、治療によって実際に死亡率が軽減されるかどうかが注目されるようになっている。これまで、こうした効果の報告があるのは「メトホルミン」や「インスリン」製剤だけだったが、新しく登場した SGLT-2 阻害薬（→ P.53）の「エンパグリフロジン」にも心血管死に対する効果があるかどうか、プラセボを対象にした試験が行われた。

研究デザイン：RCT、ランダム化比較試験（42ヶ国）

対象：P	心血管疾患のある 2 型糖尿病患者（n=7,028、平均 63 歳）
介入：E	エンパグリフロジン 10mg（n=2,345）、25mg（n=2,342）
対照：C	プラセボ（n=2,333）
結果：O	主：心血管疾患死、非致死性心筋梗塞、非致死性脳卒中の複合 副：主要評価項目の各項目、不安定狭心症
期間：T	3.1 年（追跡中央値）

結果

■心血管疾患死、非致死性心筋梗塞、非致死性脳卒中：HR＝0.86［95% CI: 0.74-0.99］
エンパグリフロジン群：10.5 %（490/4,687）vs プラセボ群：12.1%（282/2,333）

□心血管疾患による死亡率：HR = 0.62［95% CI: 0.49-0.77］
エンパグリフロジン群：3.7% vs プラセボ群：5.9%

□全死亡：HR = 0.68［95% CI: 0.57-0.82］
エンパグリフロジン群：5.7% vs プラセボ群：8.3%

□心不全による入院：HR = 0.65［95% CI: 0.50-0.85］
エンパグリフロジン群：2.7% vs プラセボ群：4.1%

□心筋梗塞、脳卒中：差なし

□性器感染症の有害事象（$p < 0.001$）
エンパグリフロジン群：6.4% vs プラセボ群：1.8%

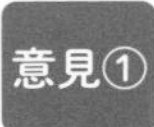

「フレーミング効果」を意識した、多面的な薬の評価をしよう

2型糖尿病治療薬は「メトホルミン」以来、心血管予後を改善するとした質の高いエビデンスは限定的でした。そのような中で報告された本研究では、プラセボと比較して「エンパグリフロジン」に有意な心血管イベントリスクの低下が示され、大きな注目を集めたように思います。

研究結果を改めて見てみましょう。主要心血管イベント（心血管疾患死、非致死性心筋梗塞、非致死性脳卒中）の年間発症率は、エンパグリフロジン群で3.74%、プラセボ群で4.39%、ハザード比は0.86［95% CI: 0.74-0.99］です。イベント発生率に注目し、ハザード比のような相対指標で「エンパグリフロジン」の効果を眺めてみると14%のリスク低下です。有意差もついていますし、それなりに有効性が期待できそうな印象を覚える方も多いのではないでしょうか。しかし、イベントを起こしていない人に注目するとどうでしょう。

1年間で主要心血管イベントを起こしていない人は、エンパグリフロジン群で96.26%、プラセボ群で95.61%、その差は0.65%です。「エンパグリフロジン」を服用しているとプラセボの服用と比較して、心血管イベントを起こさない人が0.65%増えると表現できます。14%のリスク低下、0.65%のベネフィット増加、どちらも同じ効果サイズを示しているのですが印象はまるで違います。

同じ内容であっても、提示方法が異なるだけで意思決定が変わることを「フレーミング効果」と呼びます。薬剤効果に対する認識や価値観においても「フレーミング効果」は大きな影響を及ぼします。例えば、医学的介入の効果指標は絶対差よりも相対比の方が過大に評価しやすいことが知られています[1)]。薬の効果を少しでも大きく見せたい場合、絶対差ではなく相対比で提示すれば良いということは、本研究結果からも明らかでしょう。

本研究の結果を相対比だけでなく絶対差で捉えた時、たとえ有意なリスク低下が示されたのだとしても、必ずしも「エンパグリフロジン」を使わなければいけないという判断にはならないように思います。効果の有意性だけでなく、薬剤コストなども検討材料に入りますし、余命の限られた超高齢者にとっては、心血管予後改善というベネフィットの恩恵をどれだけ受けることができるだろうか、という視点も考慮したいところです。「フレーミング効果」を意識しながら多面的な視点で薬剤効果を眺めることで、薬を使っても使わなくても良いという判断がポジティブな方法で提示できるようになると思います。

患者背景に応じた薬剤選択や服薬指導を意識する題材に

本研究の患者背景を見てみると、「メトホルミン」を服用している患者が約75%、インスリンやスルホニルウレア（SU）剤を服用している患者が約50%と、多くの人が既に薬物療法を行っていることがわかります。結果を見てみると、3項目による複合主要評価項目の中で、心血管イベントでの死亡に有意な差がついています。しかしこれは、「エンパグリフロジン」10mgと25mgのデータを合算し、解析人数を増やしていった解析結果であることに留意する必要があります（実際、補遺論文にある個別の結果では有意差はなく、大きな効果とは言えなさそうです）。このあたり、出資者や解析者に製薬会社が関わった影響を受けているのかもしれません。

また、エンパグリフロジン群ではプラセボ群と比べ、12週後にHbA1cの値が約0.6%ポイント低くなっていますが、それ以降は上昇傾向にあることがわかります。これは他の「SGLT-2阻害薬」の大規模研究においても、同様の傾向が示されています[2-4]。この現象の要因としては、「SGLT-2阻害薬」がSGLT-2を選択的に阻害[5]した結果、腎臓の糖の再吸収に関わっているSGLT-1が、SGLT-2で吸収されなかった糖の吸収を行うという、SGLT-1の予備能が働いたことが1つの要因として推測されます[6]。つまり、患者の食生活や運動量が大きく変わっていないにもかかわらずHbA1c値が上昇し始めた場合は、薬の性質が原因である可能性もある、ということです。この情報を事前に知っておくことで、しばらく薬を服用していた患者のHbA1c値が上昇してきた際にも、「これは薬の特徴で起こることもあります。落ち込まずに治療を続けていきましょう」といった励ましの声掛けができるかと思います(理由を問わず、生活習慣の改善を怠けているのでは？ と決めつけるような態度は良くないですね)。

他にも、糖尿病治療では広く第一選択薬としてよく使われる「メトホルミン」[7)]ですが、サブグループ解析や既存の報告[8)]で示されているように、「SGLT-2阻害薬」と併用することで心血管系の恩恵が小さくなる恐れがあります。そのため、次の一手としては「SGLT-2阻害薬」以外の薬剤を考慮しても良いと思います。議論の余地はあるとは思いますが、「SGLT-2阻害薬」が第一選択になるとしたら、本研究の背景も踏まえて、既にある程度の糖尿病治療を行っている心血管系のハイリスク患者が良い適応になるのかもしれません[9)]。

糖尿病治療薬の論文から、既存薬の評価の見直し・心不全治療へのアプローチを見つけた

本試験には、HbA1cの値が試験開始からしばらくは下がっていても、フォローの後半178～206週では試験前の値に戻りつつあるなど、疑問のある部分もいくつかあります。しかし、近年「心不全による入院リスク」が「DPP-4阻害薬」で上昇することがいくつか報告されている[10, 11)]反面、本試験では複合アウトカムに組み込まれている「心不全による入院」の相対リスクを減少させることが示されているなど、注目すべきところもあります。これをきっかけに、他の「SGLT-2阻害薬」でも心不全リスクを軽減するDAPA-HF試験のような報告[9)]が続き、「SGLT-2阻害薬」の心不全に対する効果が注目を浴びています。

保険適応はありませんが、心不全に対するポジティブな効果を持つ糖尿病治療薬としては、「メトホルミン」[12)]が挙げられます。1950年代から使用された「フェンホルミン」や「ブホルミン」、「メトホルミン」は、1970年代に乳酸アシドーシスによる死亡例の影響があり、一時期これらの薬は使用が制限されていました[13)]。また「メトホルミン」は以前、乳酸アシドーシスの発生を懸念して心不全に禁忌とされていました[12)]。しかし、ビグアナイド系の中でも水溶性の「メトホルミン」は乳酸アシドーシスのリスクが低く[14)]、UKPDS34[7)]でもその有用性が再確認されています。

糖尿病は心血管疾患の原因になりますが、糖尿病と心不全の発生には関連があると考えられています。事実、JCARE-CARD試験では心不全の一般有病率が4～6%であるのに対して、糖尿病患者の場合はこれが20～30%にみられています[15, 16)]。そのため今回、心不全に対してポジティブに作用する可能性のある糖尿病治療薬が「メトホルミン」以外で出現してきたのは、個人的に興味深いです。

今回の論文を読んでから、「SGLT-2阻害薬」を処方されている患者の場合、循環器系の処方せん内容も再確認して照らし合わせ、「実は心不全と関連しているのかも？」と推論を行いながら、必要に応じて息切れや動悸の症状が現れていないかのインタビューを行うとともに、「SGLT-2阻害薬」を服用後にこれらの症状が改善傾向にあるのかどうかのフォローも行うようになりました。複数の科にまたがる治療を、俯瞰的に見ることができるのは、薬剤師の大きな強みになると思います。

【参考文献】
1）Ann Intern Med. 1992; 117: 916-921. PMID: 1443954
2）N Engl J Med. 2017; 377: 644-657. PMID: 28605608
3）N Engl J Med. 2019; 380: 347-357. PMID: 30415602
4）N Engl J Med. 2019; 380: 2295-2306. PMID: 30990260
5）Drug Des Devel Ther. 2017; 11: 2905-2919. PMID: 29042751
6）Drug Delivery System. 2016; 31: 450-461.
7）Lancet. 1998; 352: 854-865. PMID: 9742977
8）Am J Med. 2020. pii: S0002-9343（20）30112-1. PMID: 32061625
9）N Engl J Med. 2019; 381: 1995-2008. PMID: 31535829
10）N Engl J Med. 2013; 369: 1317-1326. PMID: 23992601
11）Int J Cardiol. 2014 ; 177: 86-90. PMID: 25499347
12）Indian Heart J. 2018; 70: 175-176. PMID: 29455774
13）大日本住友製薬．メトグルコ：メトホルミンの歴史．
https://ds-pharma.jp/information/metglco/useful/about/about01.html
14）Cochrane Database Syst Rev. 2010;（1）: CD002967. PMID: 20091535
15）糖尿病．2016; 59: 550-553.
16）Circ J. 2006; 70: 1617-1623. PMID: 17127810

COLUMN 「臨床試験」と「人体実験」の違いは？

「人体実験」と聞くと、許されざる非人道的なものという印象を抱きますが、人間を被験者とする研究という点では「臨床試験」と同じです。では、この「臨床試験」と「人体実験」の違いはどこにあるのでしょうか。

「臨床試験」と「人体実験」の違いは、倫理的かどうか、という点にかかっています。「人類にとって貴重な知見・データを得るためには、多少の犠牲は必要だ」とは、ゲームの悪役が使いそうな言葉ではありますが、そういった考え方では簡単に「人体実験らしきもの」に手を染めてしまう可能性があることを、改めて認識する必要があります。

そもそも、「臨床試験」に参加するにあたって被験者自身の「自発的な同意」が最も重要であると明示されたのは、1947年の『ニュルンベルク綱領』が初めてです。これは、第二次世界大戦中に行われた非倫理的な人体実験に対する軍事裁判の中から生まれた考え方です。また、この考え方は1964年の『ヘルシンキ宣言』につながります。ヘルシンキ宣言では、インフォームド・コンセントや倫理審査委員会の設置など、被験者の人権保護が確立され、現在の「被験者の権利と利益が常に優先される」という研究倫理の大原則となっています。

しかし、ヘルシンキ宣言が採択された後にも、倫理的に問題のある「臨床試験」は少なからず起きてしまっています。1932～1972年の40年間にわたって行われていた梅毒治療の研究（タスキギー梅毒研究事件）は、その最たるものと言えます。この研究では、被験者が自らの病気について教育されることなく、また実施されている研究の内容も知らされないまま、参加させられていたことも問題ですが、1940年代にペニシリンが開発され、治療薬が容易に入手できるようになった後も、被験者は適切な抗菌薬治療を受けられないままだったことも問題になりました。

こうした歴史を経て、現在の「臨床試験」では医療・研究倫理の観点から非常に厳しいチェックが行われ、常に被験者の自由意思が尊重されるようになっています。

SGLT-2 阻害薬／CREDENCE 試験

SGLT-2 阻害薬「カナグリフロジン」は、糖尿病患者で腎保護効果を発揮するか

N Engl J Med. 2019; 380: 2295-2306. PMID: 30990260

「SGLT-2 阻害薬」が心血管イベントを抑制するという報告が相次ぐ中、これらの報告のサブ解析や探索的解析によって、「SGLT-2 阻害薬」には腎保護効果も期待できる可能性が示されていた。そこで、慢性腎臓病を伴う 2 型糖尿病の患者を対象に、「SGLT-2 阻害薬」の「カナグリフロジン」の腎保護効果を検証する試験が行われた。

研究デザイン：RCT、ランダム化比較試験（34ヶ国）

対象：P	糖尿病性腎症（⚑ 1）の 2 型糖尿病患者（n=4,401、平均 63 歳）
介入：E	カナグリフロジン 100mg（n＝2,202）
対照：C	プラセボ（n＝2,199）
結果：O	主：末期腎不全への進行、血清クレアチニンの倍化（⚑ 2）、腎疾患・心疾患による死亡の複合
期間：T	2.62 年（追跡中央値　※早期中止）

結果

■末期腎不全への進行、血清クレアチニンの倍化、腎疾患・心疾患による死亡：HR＝0.70［95% CI: 0.59-0.82］
カナグリフロジン群：43.2 人 /1,000 人・年 vs プラセボ群：61.2 人 /1,000 人・年

□末期腎不全への進行、血清クレアチニンの倍化、腎疾患による死亡：HR＝0.66［95% CI: 0.53-0.81］
□末期腎不全への進行：HR＝0.68［95% CI: 0.54-0.86］
□心血管死、心筋梗塞、脳卒中：HR＝0.80［95% CI: 0.67-0.95］
□下肢切断リスク：HR＝1.11［95% CI: 0.79-1.56］

▶1）糖尿病性腎症
網膜症・神経障害と並んで、糖尿病の三大合併症とされる細小血管障害のこと。全透析患者のうち、44％近くが糖尿病性腎症が原因とされ、透析導入の最大の原因疾患となっている。

▶2）血清クレアチニンの倍化
腎機能が低下すると血液中に「クレアチニン」が増加することから、血清クレアチニン値が2倍になること（＝血清クレアチニンの倍化）が、腎疾患の予後を評価する指標の1つとして用いられている。eGFR（推算糸球体濾過量）（▶3）53～57％低下に相当する。近年は1.5倍化（eGFRの約40％低下に相当）をアウトカムにする動きもある。

▶3）eGFR（推算糸球体濾過量：estimated Glomerular Filtration Rate）
腎臓の機能を表す値として広く使われている指標。血清クレアチニン値、年齢、性別から簡単に推算できる。ただし、この標準化eGFR（mL/min/1.73m^2）は、身長170cm・体重63kgの標準的な体格に補正した値のため、個別の薬物投与設計をする際には個別eGFR（mL/min）を使う必要がある。

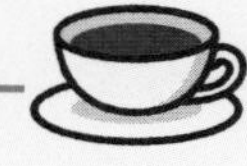

Break Time ～論文を読む時のTips～

「プラセボ群を設定する理由」

「プラセボ」には何ら薬理作用がありません。そのため、「プラセボ群」に割り付けられた被験者は、一見すると期待する治療を受けられないハズレを引いたように思えます。しかし、RCTでプラセボ群と比較するのは、「プラセボ」の方が良い結果になる可能性もあるからです。もし、プラセボ群では不利益な結果になることが明らかなのであれば、わざわざ臨床試験で検証する必要はありません。

意見①「現状でわかっていること」と「今後の期待」は分けて、冷静に結果を受け止めよう

CREDENCE試験の結果はなかなか衝撃的でした。糖尿病とは、最終的には大小を問わない血管障害を起こすものと理解していますが、大血管障害の最たるものである心血管疾患に続いて、血管の集合体たる腎臓の予後に関しても大きなrisk reductionが確認されたのです。近年、糖尿病治療薬と言えば心血管疾患との関連が注目されますが、これまで腎予後への影響については、糖尿病のゴールドスタンダード薬である「メトホルミン」をはじめとした他の糖尿病治療薬においても、明確な結果が得られてはいませんでした。糖尿病の予後とはつまり血管疾患であり、3大合併症と呼ばれるものもすべて血管疾患です。その中で心拍出量の20～25%を受け入れる腎臓に対して良好なアウトカムが得られたことは大変喜ばしいことです。この結果がpublishされてすぐに腎臓内科医師に情報提供をしたのを覚えています。しかし、今回の結果にはいくつかの「前提」があるように思います。情報提供を行った時もこの部分を強調しました。

例えば……

- 腎臓を中心とした複合アウトカムではあるが、複合アウトカムには心血管死も含まれており、純然たる腎アウトカムではない（ただし、心血管死には群間差はなし）。
- 対象患者は顕性タンパク尿まで進展している2型糖尿病患者であり、ほぼ全例でRAS阻害薬（⚑4）を内服している（RAS阻害薬への上乗せ効果）。

- ベースライン時において、糖尿病に対してインスリンを 65.5%、SU 剤を 28.8 %、メトホルミンを 57.8 %、DPP-4 阻害薬を 17.1%処方されている（標準治療への上乗せ効果）。
- ベースライン時において、スタチンを 69.0 %、抗血栓薬を 59.6%、β遮断薬を 40.2%、利尿剤を 46.7%内服している（標準治療への上乗せ効果）。
- 対象患者の約半数が既に何かしらの心血管イベントを経験している。
- カナグリフロジン群でケトアシドーシスが多かった（HR = 10.80［95% CI: 1.39-83.65］）。

などです。

少なくとも上記の内容から、現状では比較的病状の進んだ患者が良い適応かと考えられます。また、ベースライン時の腎機能別サブグループ解析において eGFR が 45 ～ 60mL/min/1.73m^2 の患者群では腎複合アウトカムのリスクは大きく低下しています（HR = 0.52［95 % CI: 0.38-0.72］）が、60 ～ 90mL/min/1.73m^2 の患者群では有意な差が検出されてはいない（HR = 0.82［95% CI: 0.60-1.12］）ことも、同じベクトルを示していると思います。

4）RAS 阻害薬
血圧や電解質調節に関わる機構「レニン・アンジオテンシン系（Renin-Angiotensin-System）」の阻害薬のこと。ACE 阻害薬（5）やアンジオテンシン受容体拮抗薬（ARB）（6）などが該当する。

5）アンジオテンシン変換酵素（ACE：Angiotensin Converting Enzyme）阻害薬
高血圧治療の第一選択薬の１つで、昇圧システムの「レニン・アンジオテンシン系」の働きを抑えることで、降圧効果を発揮する。「ARB」より安価で、効果にも大きな違いはないとされている[1,2]が、「空咳」の副作用で薬を継続できないことが多い[3]という弱点もある。

6）アンジオテンシン受容体拮抗薬（ARB：Angiotensin Ⅱ Receptor Blocker）
高血圧治療の第一選択薬の１つで、昇圧システムの「レニン・アンジオテンシン系」の働きを抑えることで、降圧効果を発揮する。「ACE 阻害薬」よりも新しい薬のため、値段はやや高い傾向にある。「ACE 阻害薬」の副作用である「空咳」が問題になる場合には、良い選択肢になる。なお「テルミサルタン」は非線形を示す薬物[4]のため、増量による急激な血中濃度の上昇に注意が必要である。

今後様々なサブ解析が行われ、新たな可能性が示唆されるかと思いますが、重要な薬剤だからこそ適切に使用できるように「現状でわかっていること」と「今後の期待」を分けて情報提供することが必要だと思っています。

意見② 少しでも透析導入を遅らせることができるのであれば、その価値はとても大きいのかもしれない

SGLT-2 阻害薬「カナグリフロジン」の腎アウトカムを検討した試験です。参加者の年齢の中央値は 63 歳、糖尿病罹病期間が 15 年、HbA1c 8.3 %、eGFR 56mL/min/1.73m^2、BMI 31 で、ベースに RAS 阻害薬を服用しています。結果はプラセボ群で 61.2/1,000 人・年、カナグリフロジン群で 43.2/1,000 人・年、HR = 0.70[95% CI: 0.59-0.82] と、カナグリフロジン群で腎アウトカムの発生率が有意に低下、試験は予定イベント数に達したため早期に中止されたというものでした。追跡期間の中央値は 2.62 年でアウトカムを 30%減少、NNT を計算すると 23 人（245/2,202 ÷ 340/2,199 の逆数）というものでしたが、これは試験期間が長くなれば差はもっと大きくなっていたかもしれません。

ただ、やはり気になるのは患者背景です。CKD（⚑7）を有する患者ということもあり年齢の中央値は 63 歳ですが糖尿病罹病期間は 15 年と長く、BMI も約 31 とかなり大柄な方が対象となっています。目の前の患者と Table1 の数字を見比べてみて、どれくらい似通っているのか、このエビデンスがどれくらい当てはまりそうか、ぜひ一度立ち止まって考えて欲しいと思います。

⚑7） CKD（慢性腎臓病：Chronic Kidney Disease）
腎臓の機能が低下した病態のこと。eGFR が 60mL/min/1.73m^2 を下回り、腎障害があって尿タンパクがある状態が 3 ヶ月以上持続することが定義。進行するまで自覚症状は乏しいが、末期腎不全や心血管疾患のリスク要因になる。

また、結果の解釈ですが、イベントを30%減らしたとも言えますし、イベントを単に先送りしているだけとも言えるかもしれません。例えばFigure 1のAを見てみます。仮に10%の人にイベントが起こるまでの期間を考えると、プラセボ群で約24ヶ月、カナグリフロジン群で約30ヶ月です。つまり、「カナグリフロジンを服用することでイベントを半年くらい先送りすることができる」と言えるかもしれません。イベントを30%減らすというのと、イベントを半年先送りにするというのでは受ける印象が随分違ってきます。

糖尿病は透析導入の主要な原因であり、糖尿病患者に脅し文句のように下肢切断や透析の怖さを説くことは多いと思います。でも、実際に透析患者や下肢を切断された患者を担当されることがあるでしょうか？こうした患者は、透析が導入されると透析施設に通院されるため、日常業務で接することはほとんどないのではないかと思います。そのため、おそらく透析と聞いても実際にどのようなものか実感がわかないことがほとんどではないでしょうか。透析というのは基本的に週3回（月水金や火木土など）、1回に約4時間かけて行われます。生きるためとはいえ、患者の負担、QOLの低下は言わずもがなです。さらに追い討ちをかけるように、透析にかかる医療費は年間約500万円と莫大です。こういった現状を目の当たりにしていると、いくら薬価が高く、たとえイベントを先送りにしているだけの薬だとしても、少しでも透析導入を遅らせることができるのであれば、その価値はとても大きいと感じられるかもしれません。

解析方法や研究期間にも着眼して論文を読むと、見方が少し変わるかも？

本研究の患者背景は、年齢が平均63歳、BMIが平均31を超え、約90%は高血圧の既往がある患者です。さらに、補遺論文によると、半数の患者に心疾患があり、多くの併用薬を服用していることなどがわかります。また、糖尿病歴も15年程度で、網膜症が42.8%、神経障害が48.8%であることから、合併症を併発し糖尿病がやや進行した患者である印象です。

結果を見てみると、主要評価項目のNNTは23、総有害事象のNNH（8）は24と、インパクトの大きな研究です。薬剤に関与した深刻な有害事象には有意差がついていないものの、「カナグリフロジン」はプラセボに比べて有害事象が多い傾向にあることがわかります。実際に、「カナグリフロジン」は先行研究（CANVAS試験）で下肢切断の有害事象がプラセボに比べて有意に多いことが報告されています[5)]。この原因を探索するためサブ解析も行われましたが、要因は特定されませんでした[6)]。また、あるコホート研究では、「DPP-4阻害薬」に比べて「SGLT-2阻害薬」では下肢切断の有害事象が有意に多いという結果も得られています[7)]。

その一方で、システマティックレビュー（9）では「SGLT-2阻害薬」が下肢切断のリスクを有意に高めるわけではないこと、他のコホート研究においても、「カナグリフロジン」は他の糖尿病治療薬に比べ、下肢切断リスクに有意な差はないことが報告されています[8, 9)]。本研究でも、

8）NNH（有害必要数：Number Needed to Harm）
介入の危険性を表す指標。どれだけの人に介入を行うと、1件の有害事象が発生するのか、という数字。これが大きいほど、安全性の高い治療と言える。⇔ NNT（治療必要数）（→ P.17）

9）システマティックレビュー（Systematic Review）
ある臨床上の疑問に回答するために、これまでに行われた研究を網羅的に収集・評価・要約したもの。「偉い先生がいろいろ調べた結果」と違い、過去の研究をどういったデータベースでどんな検索ワードを用いて検索したのか、ということも記載されている（再現性がある）。介入の有効性や安全性について、複数の研究の結果を適切に統合評価できた場合、より信頼性の高い根拠になる。

10）Intention-to-treat（ITT解析）
臨床試験の途中で脱落（治療の中止や変更）した人も含め、最初に行った割付通りに解析する方法（ITT解析）。主な利点は、患者背景のランダム化が維持されるため、飲み忘れなども含めた実臨床に近い条件で治療の影響を判定できること。

11）On-treatment-set / per protocol-set
臨床試験の途中で脱落した人を除外し、計画書通りに治療を進められた人だけを対象に解析する方法。「介入そのものの純粋な影響」がわかりやすい反面、薬の効果などを過大評価してしまう恐れがある。

下肢切断の有害事象の検証が行われていますが、プラセボと有意差がない結果になっています。なお、大多数の項目の解析をIntention-to-treat（⚑10）で行っているにもかかわらず、下肢切断やがんの発生に関する解析はOn-treatment-set（⚑11）で行っています。おそらく、有意差のつきやすい解析で行っても有意な差は出なかったと主張するためだと思われます（製薬会社が出資しているため、「CANVAS試験」とは違う結果をアピールしたかったのかもしれません）。本研究は、当初の予想よりも早い段階で良い結果が出たため、早期に打ち切った研究です。CANVAS試験の追跡期間は約7年であるのに対し、CREDENCE試験は約2.6年と隔たりがあることから、下肢切断の少なさには研究期間の短さが影響した可能性もあります。このあたり、解析方法や研究期間にも着目して論文を詳しく読んでみると、結論をかいつまんで聞いただけの時とは、薬の見方は変わってくると思います。

【参考文献】
1）Lancet. 2000; 355: 1582-1587. PMID: 10821361
2）N Engl J Med. 2008; 358: 1547-1559. PMID: 18378520
3）Lancet. 2003; 362: 772-776. PMID: 13678870
4）ミカルディス錠．添付文書.
5）N Engl J Med. 2017; 377: 644-657. PMID: 28605608
6）Diabetes Obes Metab. 2019; 21: 1223-1236. PMID: 30697897
7）Diabetologia. 2019; 62: 926-938. PMID: 30868176
8）Diabetes Res Clin Pract. 2019; 153: 138-144. PMID: 31150722
9）Diabetes Obes Metab. 2018; 20: 582-589. PMID: 28898514

COLUMN Intention to Treat解析とper protocol解析～データの解析方法にも注目

臨床試験は、時に何年もの長い時間をかけて被験者を追跡調査します。そのため、試験の進行に伴って被験者が試験続行不可能になってしまう「脱落」が付き物です。「死亡した」「副作用で薬を継続できなくなった」「引っ越しなどで治験を実施する医療機関に通えなくなった」「何らかの理由で別の治療法に変更された」など、その理由は大小様々です。

この時、脱落してしまった人も含め、最初に割り付けられた通りに解析する方法が「Intention to Treat（ITT）解析」です。ITT解析では、最初に行ったランダム化が解析の際にも維持されるため、介入群と対照群との患者背景に新たな偏りが生じ得ない、という利点があります。

一方、途中で脱落した人などは除外し、プロトコル通りに治療が行われた人だけを対象にして解析する方法を「per protocol解析」といいます。per protocol解析では、ITT解析に比べて介入そのものの純粋な影響を評価しやすいのが利点ですが、最初のランダム化で揃えた介入群と対照群の患者背景に改めて偏りが生じてしまう恐れがあります。

一般的に、薬効だけでなくアドヒアランスや副作用の問題、疾患そのものの悪化などを含めた総合的な予後を評価する研究ではITT解析、薬の薬効そのものを評価するような研究ではper protocol解析が用いられますが、これが常に正しいというわけではありません。解析の際に、有効性や安全性を過大評価・過小評価してしまっていることはないか、一つずつ丁寧に確認していくことが大切です。

なお、こうした解析方法の違いは、時に試験結果を左右することがあります。実際に「ROCKET-AF試験」では、「ワルファリン」に対する「リバーロキサバン」の優越性が評価されていますが、ITT解析とper protocol解析で有意差の有無に違いが生じています[1)]。なぜこんな違いが生じたのか、脱落した被験者にはどんな背景を持つ人が多かったのか、その人たちを含む解析と含まない解析では何が変わるのかを考えてみると、面白いかもしれません。

【参考文献】
1）N Engl J Med. 2011; 365: 883-891. PMID: 21830957

減量／生活習慣改善

12 day 減量や生活習慣の改善は、2型糖尿病の発症を抑制するか

N Engl J Med. 2002; 346: 393-403. PMID: 11832527

2型糖尿病の治療にはお金がかかる上、合併症はしばしば発見も遅れるため、可能な限り予防することが望ましい。こうした予防には、食事療法や運動療法、またはその両方を行うことが有効とする報告はあったが、多民族国家であるアメリカにとって、年齢や性別・人種・生活様式によらず有効な予防方法を確立することが、非常に重要であった。そこで、様々な背景の人を集め、生活習慣の改善で得られる効果を「メトホルミン（→ P.52）」や「プラセボ」の効果と比較する試験を行った。

研究デザイン：RCT、ランダム化比較試験（アメリカ）

対象：P	血糖値が高い、非糖尿病患者（n=3,234、平均 50.6 歳、平均 BMI：34.0）
介入：E	生活習慣の改善：7%の減量と 150 分 / 週の運動（n=1,079）、メトホルミン 1 日 2 回 850mg（n=1,073）
対照：C	プラセボ（n=1,082）
結果：O	主：糖尿病の発症
期間：T	2.8 年（平均値）

結果

■ 100 人/年あたりの発症率

プラセボ群：11.0 例、メトホルミン群：7.8 例、生活習慣の改善群：4.8 例

→生活習慣の改善は、プラセボより 58%、メトホルミンより 39%発症率が低い

□ NNT

メトホルミン：13.9、生活習慣の改善：6.9

意見① 服薬指導の際、具体的な数値目標を提示できるようになる

薬剤師の仕事は、「薬を飲ませること」ではありません。時には、薬物治療をしなくても済むように、生活や食事・運動などの面からアドバイスを行うことも必要です。しかしこの時、「生活習慣を改善しましょう」といった具体性を欠く曖昧なアドバイスでは、いまひとつ説得力に欠けます。例えば、糖尿病の予防のために減量を行おうという際には、具体的にどのくらいの体重を目指すのが良いのでしょうか。なんとなく「減量」だけを伝えると、患者は途轍もない目標（例：モデル体型）を設定し、無理をしたり挫折してしまったりするかもしれません。あるいは、実際にはほとんど効果がない程度のわずかな減量（例：0.5kg）だけで満足し、結局糖尿病の予防ができなかったりもするかもしれません。

こういった場合、本研究の結果がアドバイスの1つの参考になります。この研究では、まだ糖尿病とは診断されていないものの血糖値の高い人が、7%の減量と1週間に150分程度の運動を行うことで、糖尿病の発症を防ぐことができる、という結果が得られています。このことから、生活習慣の改善を指導する際には、1つの例として「今の体重を7%くらい減らすことを目標に、運動は1週間に合計150分くらいを目安に」といった具体的なアドバイスができると思います。特に減量を%で説明できるのは、今の体重を確認しなくても良いため、非常に提案しやすいものと言えます。

ただし、この研究はアメリカで行われたもので、対象となった人の平均BMIは34.0とかなり高めです。日本人でBMIが30を超えるのは、全人口の4.2%程度と推計されており[1)]、減量の効果はこの研究の数字ほどインパクトのあるものではない可能性があります。また、「減量」に焦点が当たり過ぎると、偏った食事をしてでも減量目標を達成しようとする人も現れる可能性があります。例えば、テレビなどでよく話題になる「低炭水化物食（ロカボ）」は、全死亡リスクの上昇と関連しているとする報告もある[2)]ことから、バランスの良い食事で減量すること

が大切だと付け加えることも重要です。

医学論文を読むと、知識が増えるだけでなく、患者との「接し方」にも変化がある

日頃の服薬指導の際に、患者から「自分では生活習慣に気をつけるようにしている」といった話をされる機会もあるのではないでしょうか。生活習慣の改善は健康に良さそうだし、患者が食事や運動に気をつけているというのもわかるのだけれども、具体的にどの程度意味のあることなのか、その効果には半信半疑な薬剤師の方もおられると思います。私がこの論文を読んだ時に感じたことは、「生活習慣の改善って、結構侮れないのではないか」ということでした。

この論文の対象患者は、まだ糖尿病の診断は受けていないけれども血糖値が高め（空腹時血糖：95 ～ 125mg/dL）で、BMI の平均が 34.0 と過体重の患者です。その人たちに食事や運動などによる生活習慣の改善で減量を行うと、プラセボとの比較ではもちろんのこと、メトホルミン 850mg を 1 日 2 回服用するよりも糖尿病の発症を減らすことができた、という結果が示されたものです。

糖尿病になると毎日インスリンを注射しなければならない、という怖いイメージを持たれており、生活習慣を改善してなんとか糖尿病にならないようにと頑張っておられる人もいます。ダイエットに取り組んだ経験のある方であればイメージしやすいかもしれませんが、減量をする際には生活に様々な制限を設ける必要があり、継続するには精神的にも身体的にも辛い面が多いです。最近では、街中に健康体操教室などの施設も増えていますが、減量の大切さをわかっていても、一人で継続していくのは簡単ではありません。

「生活習慣を改善し、減量を行うことで、糖尿病の発症を予防できる可能性がある」という今回のような具体的なデータを知っておくことで、私たち薬剤師が患者に対応する際の「接し方」に変化が起きるのではないかと思います。少なくとも、生活習慣の改善の効果に半信半疑なままで行う対応ではなく、患者の「生活習慣を改善しよう」という努力や頑張りを応援する「優しさ」を持ち、患者に前向きな言葉を掛けることができるようになるかもしれません。このように薬剤師が医学論文を読むことは、ただ知識を増やすだけでなく、患者の頑張りを応援・サポートする「接し方」にも良い影響を与えると思います。

意見③ 体格や年齢を踏まえた上での、具体的な生活指導のアドバイスができるようになった

日常業務の中で糖尿病患者に服薬指導をしていると、患者から「とにかく体重を落としなさいと言われた」「毎日歩きなさいって言われた」と話されることがよくあります。私自身も以前は、体格や年齢に関係なく「運動や減量を頑張りましょう」と具体的な方法も提示せずに話していたような気がします。

しかしこの論文を読んでからは、もう少しその人個人の状況を踏まえた、具体的なアドバイスができるようになったと感じています。比較的体格が良い方に対して、「糖尿病の予防・改善には減量（体重の 7% くらい）が一番の方法です」と伝えるのは一例ですが、その運動は続けないと効果が薄い、ということも併せて伝えられるようになりました。

特に注意するべき点としては、この研究の被験者のベースラインは体重が平均 90kg 以上、BMI が平均 34.0 と、一般的な日本人には適応できない場合が多いところです。自分が対応するすべての糖尿病疑いの人に対して、この論文と同じように体重を落とすようアドバイスをすることは難しいでしょう。また、この研究の生活介入プログラムは結構ハード（半年間で 6kg くらい体重を落とすような介入）で、高齢者にも厳しいかもしれません。この論文の結果が示す通り、生活介入により糖尿病の発症は遅らせられる可能性はありますが、介入のターゲットは、運動と減量が一番の治療だと言えるような、比較的体格が良いタイプの患

者に、ある程度絞った方が良さそうです。

糖尿病治療は長期戦が基本ですが、この論文の追跡期間も2年以上と長く、その間モチベーションを保ち続けるのは大変なことです。薬局の薬剤師は、長期的な治療を支える患者の応援団として一緒に頑張っていくことが大切ですが、そのためにもこうした論文を読み、その人に合わせた具体的なアドバイスをできるようになっておくことが必要だと思います。

【参考文献】

1）厚生労働省．平成28年国民健康・栄養調査報告．
https://www.mhlw.go.jp/bunya/kenkou/eiyou/h28-houkoku.html

2）PLoS One. 2013; 8: e55030. PMID: 23372809

スタチン／WOSCOPS 試験

13 day 脂質異常症の男性に対する、「プラバスタチン」の一次予防効果

N Engl J Med. 1995; 333: 1301-1307. PMID: 7566020

脂質異常症を治療する目的は、動脈硬化によって起こる心筋梗塞や脳梗塞といった冠動脈疾患の発症を抑え、死亡リスクを軽減することにある。強力に LDL 値を下げる「HMG-CoA 還元酵素阻害薬（スタチン）（⚑1）」によって、これら冠動脈疾患のリスクをどの程度軽減できるのか、「プラバスタチン」の一次予防（⚑2）効果と、当時指摘されていた「脂質異常症の治療と自殺・事故死との関連」を検証する試験が行われた。

研究デザイン：RCT、ランダム化比較試験（スコットランド）

対象：P	中等度（総コレステロール値の平均：272mg/dL）の脂質異常症患者（n=6,595、平均 55 歳、男性）
介入：E	プラバスタチン 40mg（n=3,302）
対照：C	プラセボ（n=3,293）
結果：O	主：冠動脈疾患死と非致死性心筋梗塞
期間：T	4.9 年（平均値）

結果

■冠動脈疾患死と非致死性心筋梗塞：HR＝0.69［95% CI: 0.57-0.83］
プラバスタチン群：174 例（5.5%）vs プラセボ群：248 例（7.9%）

□冠動脈疾患死：HR＝0.72［95% CI: 0.48-1.10］
プラバスタチン群：38 例（1.2%）vs プラセボ群：52 例（1.7%）

□非致死性心筋梗塞：HR＝0.72［95% CI: 0.48-1.10］
プラバスタチン群：143 例（4.6%）vs プラセボ群：204 例（6.5%）

□がん、自殺、不慮の事故による死亡（⚑3）
差なし

1）HMG-CoA 還元酵素阻害薬（スタチン）
血液中のコレステロール値を下げる薬物の総称で、LDL 値の高い脂質異常症の第一選択薬になる薬。「横紋筋融解症」などの副作用を誇張されることが多く、週刊誌などで「飲んではいけない薬」として槍玉に挙げられることも多い。実際、オーストラリアでスタチンに対する不安を煽る健康番組が報道された結果、本来は防げたはずの心筋梗塞死が 5 年で 1,500 ～ 2,900 例発生したという推算もある[1)]。

2）一次予防／二次予防
「一次予防」は初回発症の予防、「二次予防」は再発の予防のことを指す。つまり、冠動脈疾患の「一次予防」とは、心筋梗塞や脳梗塞の既往歴がない人に対する初回発症の予防を意味する。既往歴がある人の再発予防（二次予防）とは区別して考える必要がある。

3）がん、自殺、不慮の事故による死亡
「コレスチラミン」による脂質異常症の治療では、冠動脈疾患による死亡リスクを軽減するが、事故死などが多く、総死亡率は変わらなかった（LRC-CPPT 試験[2)]）。そのため、当時は「脂質異常症の治療が、自殺や事故死と関連するのではないか」という指摘があった。

Break Time ～論文を読む時の Tips ～

「背景疑問と前景疑問」

「背景疑問」とは、「DPP-4 阻害薬はどんな作用の薬？」「2 型糖尿病ってどんな病気？」といった理論や定義についての疑問です。一方、「前景疑問」とは「2 型糖尿病の患者に DPP-4 阻害薬を使うと死亡率は軽減される？」といった臨床判断に関わる疑問のことです。「背景疑問」は自分で調べて学べますが、「前景疑問」はわかっていても人と意見交換することが大切です。

意見① 「5年で30%の中断」をどう捉えるか、を考えたい

心筋梗塞の既往がない高コレステロール血症の男性患者に対する「プラバスタチン」投与は、非致死性心筋梗塞と冠動脈心疾患による死亡の複合発生率を減少させる、とした論文です。Abstract（抄録）の結果の項目で相対的低下率を見た時は31%［95% CI: 17-43%］と、とても大きな差のように思いましたが、本文で見てみると絶対値の低下は2.4%であり、そこまで大きくはないなとも感じました。しかし、最初に感じたほどの劇的な差ではないとはいえ、「プラバスタチン」で死亡率を低下させることは間違いなさそうであり、また2群間でがん・自殺・外傷による死亡に差がないことを考えると、「プラバスタチン」投与における利害のバランスは、利益がある方に傾いていると考えました。

ここで気になったのが累積治療中断率です。両群とも5年後の累積治療中断率は約30%で差がないという結果でした。心血管疾患の一次予防に対するスタチンの服薬アドヒアランスは57%［95% CI: 51-64%］とするメタ解析（⚑4）[3]や、17.8～79.2%とするシステマティックレビュー[4]があり、その結果と照らし合わせると、今回の試験での服薬アドヒアランスが両群とも約70%というのは、かなり良好な部類と言えます。この良好なアドヒアランスの理由はどこにあるのでしょうか。

今回の試験では、開始前に4週おきに2回の脂質低下食に関する食事指導があり、また試験開始後も両群とも3ヶ月おきに食事指導の強化を行っています。つまり「プラセボ群＝食事療法単独群」と捉え直せ

⚑4） メタ解析（meta-analysis）
システマティックレビューのうち、統計的手法を用いてデータを統合評価するもの。現在、最もエビデンスレベルが高い研究手法とされるが、一般的に「望ましい結果が得られた研究」の方が論文として発表される傾向にある（出版バイアス）ため、単に研究結果を集めるだけでは結論がポジティブな方向に偏ってしまう恐れがある。このことから、メタ解析では多数の研究結果を客観的に評価できるよう様々な努力がなされている。

るわけですが、このように継続した支援・指導が、今回の良好な服薬アドヒアランスの要因となっている可能性も考えられます。一次予防としての薬物治療では、患者にとって今は痛くもかゆくもない状況で、将来の疾患予防のために薬を飲み始めることになるため、治療の必要性を疑問に思って途中で止めてしまう、という流れはとても理解できます。であれば、薬物治療を継続できるような支援を行うことや、どうせ薬を止めてしまいがちならいっそのこと食事療法だけでも継続支援する、といった方法も考えても良いのかもしれません（薬に劇的な効果があるわけでないのであれば）。

以上のことを踏まえると、今後服薬指導をする時には、薬を飲めているかどうかの把握だけでなく、投薬目的は一次予防か二次予防か、合併症のリスクはどの程度か、合併症予防に関する患者の認識はどの程度か（医療従事者の認識とギャップがあるか）、食事療法はどの程度守れているか、などについてもアセスメントし、その患者に一番効果的な介入は何かを考えながらお話することが大切だと思いました。

他の研究と併せて読んで、「食事療法」の侮れなさを感じた

本研究では、LDL コレステロール値の高い男性に対して「プラバスタチン」を投与することで、冠動脈疾患死や非致死性心筋梗塞を 31％減らすという効果が得られています。テレビや週刊誌などで悪者扱いされることも多い「スタチン」ですが、その一次予防効果はしっかりと示されていると言えます。

しかし、この結果をそのまま LDL コレステロール値が高い日本人にも当てはめて考えられるかというと、少し注意が必要です。そもそも、日本人は虚血性心疾患の発症率が欧米に比べて非常に低い（喫煙率の低さや、今の高齢者が若かった頃には脂質異常症が一般的でなかったため罹病期間が短いことなどが要因と考えられている[5)]）ため、薬で得られる効果も相対的に低くなってしまうことが考えられるからです。そこで、日本人を対象にしたスタチンの一次予防効果を評価した臨床試験も調べてみることにしました。

すると、総コレステロール値が高い日本人男女に対する「プラバスタチン」の効果を検証したMEGA試験が見つかりました[6)]。このMEGA試験でも本研究と同じように「プラバスタチン」投与による30%程度の一次予防効果が示されているのですが、その内容は2.5%（101/3,966例）から1.7%（66/3,866例）への減少と、本研究と比べるとその絶対差はかなり小さめです。これには、先述のような日本人特有の基礎リスクの低さが関係しているのかもしれません。特に、本研究でもMEGA試験でも被験者は基本的に食事療法・指導を受けていますが、食事療法だけの日本人が負うべきリスク（2.5%＝MEGA試験の対照群）は、薬物治療も行っている欧米人（5.5%＝本研究の薬物治療群）のそれよりも低い可能性すらあるということは（もちろん数字だけを単純比較することはできませんが）、とても興味深いことです。しっかりと食事療法を行っている日本人というのは、世界的に見ればかなり健康的な生き物なのかもしれません。

なお、私自身は「美味しいものを食べてこその人生」という価値観を持っているので、もしコレステロール値が高くなった際には、厳密な食事療法よりも薬を使いたいなと思いました。

アドヒアランスの悪い若い患者の、不安解消に使えそうな論文

若い患者の中には、服薬アドヒアランスが悪かったり、服薬に対する意識が低かったりする方もいらっしゃいます。確かに脂質異常症は痛みのような自覚症状が現れにくい分、薬の効果も実感しにくい疾患です。コレステロール値のような検査値を指標とすることはできますが、自覚症状がないと「本当に薬を服用している意味があるのか？」と、治療に

対して不安に感じるのではないでしょうか。この論文は、治療に対してそのような不安を感じておられる患者へ、服薬の意義を伝える必要がある場合に使えると思います。

本研究は 45 ～ 64 歳（平均 55 歳）と比較的若い患者が対象です。また、Table 1 の Employment status では、少なくとも 7 割の患者が就労している状況となっています。まだ子どもが結婚していない、また場合によっては扶養している方が多い年齢であると想定できます。そのような中で、この研究では一次アウトカムである非致死性心筋梗塞と冠動脈心疾患による死亡を 31％減少させるという結果が示されています。本研究で使用されている「プラバスタチン」の用量は 40mg と、国内で通常使用されているより多い量ではありますが、働き盛りの若い集団においてこのような結果が得られていることは、服薬アドヒアランスを高めるための後押しになる情報ではないでしょうか。

また、他にも「プラバスタチン」による心血管イベントの一次予防効果を検討した研究があります[7, 8]。これらの研究では、本研究より高齢の患者が対象となっています。年齢以外にも背景や研究のデザインなどの違いもあり、単純に比較はできない部分もありますが、比較的若い世代では「プラバスタチン」の一次予防効果が現れやすいような印象です。

薬局では、患者から「この薬飲んでいて本当に意味があるの？」や「ずっと飲み続けなければならないのかなぁ？」といった疑問や不安を質問される場合もあります。特に、病気の自覚症状に乏しい若い患者に対して服薬の必要性を伝える、また薬物治療に対する不安を取り除く根拠の 1 つとして、この論文は活用できるのではないかと思います。

「方法」の部分からも、患者へのアプローチのヒントが読み取れる

私の薬局には、ほぼ毎日のように脂質異常症の患者が来局されます。健康診断を受けた結果初めて薬を飲むことになった人や、長く治療を続けていて服薬には慣れているものの食事や運動の習慣がなかなか改善しない人など、様々な患者に出会います。そんな中で、どんな服薬指導をするのが良いかを悩んでいたのですが、私はこの論文を読んでから、特に初めて服用する人に対して、「薬を飲むことも大切ですが、これが食事や運動の習慣を見直すきっかけになるといいですね」と付け加えるようにしています。

この研究では、被験者は低脂肪食を勧められています。そして毎年必ず検診を受けるようにも定められています。このことから、示された結果は薬物治療を受けたことだけでなく、日頃の食事や運動の習慣が改善されたこと、そして検診などを定期的に受けることで自分の健康に関心を持つようになったことといった影響も受けている点も考える必要があります（こうした影響が心血管イベントを減らすことにつながる可能性もあります）。

「薬物治療も大事だが、生活習慣の改善や健康への意識が大事」というアドバイスは、論文を読んでいなくても当たり前のこととして言えるだろう、と考える方も多いと思います。しかし、論文を読むことによってこうした普段のアドバイスは根拠に裏打ちされ、より伝わりやすい言葉になるはずです。また、結果だけではなく、その介入方法の部分からも、私たちが患者に対してうまくアプローチするためのヒントがたくさん読み取れるということは、論文を読む大きな意義の１つと思います。

また、この研究が発表された1995年からは、およそ四半世紀が経ちました。現在では、スタチンによる治療は一次予防、二次予防ともにスタンダードな治療になっています。さらに、ストロングスタチンの登場によって「プラバスタチン」の相対的な価値も変化してきています。そのため、この研究で「プラバスタチン」による心血管イベントの抑制効果が示唆されていることは確かですが、そこから 25 年の間にどんな研究が行われ、この薬の価値がどう変化してきたのか、論文を読む際には、その論文が発表された当時の時代背景や、そこからの変化も併せて調べることが大切です。

【参考文献】
1) Med J Aust. 2015; 202: 591-595. PMID:26068693
2) JAMA. 1984; 251: 365-374. PMID: 6361300
3) Am J Med. 2012; 125: 882-887.e1. PMID: 22748400
4) PLoS One. 2019; 14: e0201196. PMID: 30653535
5) J Atheroscler Thromb. 2007; 14: 278-286. PMID: 18174657
6) Lancet. 2006; 368: 1155-1163. PMID: 17011942
7) Lancet. 2002; 360: 1623-1630. PMID: 12457784
8) JAMA Intern Med. 2017; 177: 955-965. PMID: 28531241

フィブラート／FIELD試験

14 day

「フェノフィブラート」は、2型糖尿病を伴う脂質異常症患者の心血管イベントを抑制するか

Lancet. 2005; 366: 1849-1861. PMID: 16310551

脂質異常症の治療では、LDLが高い場合にはHMG-CoA還元酵素阻害薬（スタチン）、中性脂肪（トリグリセライド）が高い場合にはフィブラート（⚑1）系の薬を使うのが一般的とされている。特に、2型糖尿病では中性脂肪が高くなることも多いため、「フェノフィブラート」で実際にどのくらい心血管イベントを抑制できるか、まだ脂質異常症の治療を受けていない糖尿病患者を対象にした試験が行われた。

研究デザイン：RCT、ランダム化比較試験
（オーストラリア、ニュージーランド、フィンランド）

対象：P	2型糖尿病を伴う（HbA1c：平均6.9%）、軽度の脂質異常症患者（n=9,795、平均62.2歳）
介入：E	フェノフィブラート200mg（n＝4,895）
対照：C	プラセボ（n＝4,900）
結果：O	主：冠動脈疾患死と非致死性心筋梗塞
期間：T	5.0年（中央値）

結果

■冠動脈疾患死と非致死性心筋梗塞：HR＝0.89［95% CI: 0.75-1.05］
フェノフィブラート群:256例（5.2%）vs プラセボ群:288例（5.9%）

□冠動脈疾患死：HR＝1.19［95% CI: 0.90-1.57］
フェノフィブラート群:110例（2.0%）vs プラセボ群:93例（2.0%）
□非致死性心筋梗塞：HR＝0.76［95% CI: 0.62-0.94］
フェノフィブラート群:158例（3.0%）vs プラセボ群:207例（4.0%）
□全死亡：HR＝1.11［95% CI: 0.95-1.29］
□全冠動脈イベント：HR＝0.89［95% CI: 0.80-0.99］
□血行再建術：HR＝0.79［95% CI: 0.68-0.93］（⚑2）

※フェノフィブラート群の16%程度が、結果的にスタチンを併用

1）フィブラート

脂質異常症の治療に使われる薬で、主に肝臓での中性脂肪の合成を阻害する作用がある。HMG-CoA 還元酵素阻害薬（スタチン）との併用は、横紋筋融解症のリスクを高めるとして禁忌に指定されていたが、この報告では最終的に 800 人ほどがスタチンとフィブラートを併用していたにもかかわらず、横紋筋融解症の報告がなかったことにも注目が集まった（ただし、この臨床試験は血清クレアチニン値 1.47mg/dL 以上の人は除外されていることに注意）。

2）血行再建術

主要な動脈が狭窄・閉塞した場合に行う外科的治療の 1 つで、冠動脈に対する血行再建術には、カテーテルを用いた冠動脈インターベンション（PCI：Percutaneous Coronary Intervention）や、冠動脈バイパス術（CABG：Coronary Artery Bypass Graft Surgery）がある。

Break Time ～論文を読む時の Tips ～

「評価項目の区別」

「主要評価項目」は、その臨床試験で最も知りたいことです。通常、サンプルサイズなどの観点からも統計学的に妥当な検証が行われているため、「1 つの事実（検証済みの仮説）」として認識されます。一方、「副次評価項目」は言わばついでに調べたもので、統計学的な妥当性に乏しいことがあるため、「1 つの仮説（未検証の仮説）」として認識されます。

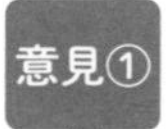

主要評価項目（今回わかったこと）と、副次評価項目（新たに示唆されたこと）は区別し、薬の過大評価に注意

今回の研究では、2型糖尿病のある患者にフィブラート系薬剤を使っても、心血管イベントを抑制できるかわからないという結果でした。通常、RCT1本だけで結論を得るのは難しいので、関連したシステマティックレビュー＆メタアナリシス（以下、SR）の論文も見てみます。

病名によらずフィブラート系薬剤対プラセボの論文を解析した報告[1]によると、全死亡はオッズ比（3）0.98［95% CI: 0.89-1.08 $p=0.66$］、脳卒中はオッズ比1.01［95% CI: 0.90-1.13 $p=0.84$］、非致死性心筋梗塞はオッズ比0.80［95% CI: 0.74-0.87 $p<0.001$］となっています。また、心血管疾患一次予防のSRによると、心血管死・非致死性心筋梗塞・非致死性脳卒中の複合アウトカムでリスク比0.84［95% CI: 0.74-0.96］と有意差をもってリスクを下げたことが報告されていますが、心血管疾患既往者を22%含むハイリスク群へのフェノフィブラート投与では、主要評価項目（心血管死と非致死性心筋梗塞）のハザード比0.91［95% CI: 0.77-1.08］と有意差がなかったことも報告されています[2]。

なお本研究で「（非致死性）心筋梗塞の低下が示された」と言われた場合、これは主要評価項目ではなく副次評価項目であり、あくまで未検証の仮説にすぎないことは注意したいところです。また、他の副次評価項目である心血管死・非致死性心筋梗塞・非致死性脳卒中・血行再建術の複合アウトカムもハザード比0.89［95% CI: 0.80-0.99］から0.96［95% CI: 0.86-1.07］に訂正されています[3]。他にも、本試験ではプラセボ、実薬それぞれ6週間の慣らし期間が存在しており、投与初期の有害事象発生例は除外されていることにも注意が必要です。

3）オッズ比（OR：odds ratio）
「イベント発生数÷イベント非発生数」で算出される値のことで、ある事象の起こりやすさを表す。通常、1より小さければ、介入群の方が対照群に比べて発生リスクが少ないことを意味する。「イベント発生数÷全体の人数」で算出されるリスク比（ページ誘導）とは異なる指標で、似た値になることもあるが、大きく異なる値になることもあるため、混同に注意が必要。

本試験の結果が示していることは、「フェノフィブラート」は「中性脂肪を下げる薬」ではあるが、「心血管イベントを抑制する薬」であるかは不明だということです。この認識はPMDAも同じであり、「ペマフィブラート」の審査報告書[4)]でも「gemfibrozil以外のフィブラート系薬剤については、それぞれの薬剤による心血管イベントの抑制効果が主たる結果として示された臨床試験はなく、薬剤による治療介入によりTGを低下させることで心血管イベントが抑制されるかは現時点では明確になっていない」と指摘されています。

論文は、今回の研究で主要評価項目として検証されてわかったこと、副次評価項目で新たに示唆されたことを区別して読まないと、薬の効果や安全性を過大評価してしまうことがある、という点に注意が必要です。

中性脂肪の値が高い時でも、スタチンを使う選択肢があるかもしれない

LDL-コレステロールの値が高ければスタチン系薬剤、中性脂肪の値が高ければフィブラート系薬剤、脂質異常症治療においてはそのような使い分けをイメージされる機会も多いでしょう。しかし、LDLコレステロールや中性脂肪の値を下げることは治療の最終的な目的なのでしょうか。もちろん、異常を示している検査値を正常と言われるような状態で維持しておくことは治療の目的の1つではあります。しかし、そのすべてではないはずです。検査値を是正するだけでなく、将来的に起こり得る心筋梗塞や脳梗塞など、動脈硬化性疾患の予防、あるいは健康寿命の延伸も治療の目的ですし、患者にとって重要なのはむしろ後者でしょう。

一般的にスタチン系薬剤の心血管疾患に対する相対危険減少（relative risk reduction）は20～30%であり、有効性に関するエビデンスは豊富です[5, 6)]。他方で、本研究結果が示唆しているようにフィブラート系薬剤の心血管疾患に対する効果は曖昧です。中性脂肪の値が高いことは、心血管疾患の危険性が高まるイメージがありますが、実はそれほどリスクにならない可能性さえあります[7)]。もちろん、極端に高値であれば、急性膵炎のリスクが懸念されますが[8)]、これまでの研究結果[2, 9)]が示唆しているのは、フィブラート系薬剤を使ってまで中性脂肪を下げても心血管予後にあまり変化はなさそうだということです。

病態生理学的な考え方に基づけば、中性脂肪高値にフィブラート系薬剤を選択することは合理的です。しかし、病態生理学や薬理学はニュートン力学と同様、科学理論の１つにすぎません。そして、ニュートン力学がアインシュタインの相対性理論に置き換わったように、科学理論は実際に起こり得る現象を説明し得る暫定的なモデルであっても、普遍的な真理ではありません。疫学的な研究データが示唆している現象は、中性脂肪値が少し高い程度であれば、心血管リスクはそれほど増加しないということ、心血管予後の改善という観点からすればフィブラート系薬剤にはそれほど大きな効果は期待できないということです。

もちろん、中性脂肪が高く、加えて糖尿病や心筋梗塞の既往がある場合、将来的な心血管疾患のリスクは高くなるでしょう。そうであるのなら、心血管疾患のリスクを低下させるスタチン系薬剤の使用が考慮できる機会も少なくないはずです。

複合アウトカムは、含まれる個々のイベントの重さの違いや関連性を考えることも大事

臨床論文の情報を活用する上でハードルとなるものの１つに、「アウトカムの解釈」があると思います。特に複合アウトカムの解釈は難しいと感じる方が多いのではないでしょうか。そこで「フェノフィブラート」の効果について検討した本研究を例に、複合アウトカムの解釈について考えたいと思います。

本研究の参加者は、スタチンを使用していない 50 ～ 75 歳の２型糖尿病かつ脂質異常症の合併患者です。試験参加者はランダムにフェノフィブラート群およびプラセボ群に割り付けられ、約５年間追跡されました。主要評価項目は、冠動脈疾患による死亡あるいは非致死性心筋梗塞の複合でした。主要評価項目のイベント発生数は、フェノフィブラート群256例（5.2%）、プラセボ群288例（5.9%）と両群間で差は認められませんでした。

この主要評価項目の内訳を見てみると、冠動脈疾患による死亡についても両群間で有意差は認められませんでしたが、非致死性心筋梗塞はフェノフィブラート群158例（3%）、プラセボ群207例（4%）と、フェノフィブラート群で有意に低下しました。つまり両群間のイベント差は49例（1%）です（イベント数に注目すると多いように感じられますが、割合で見ると1%と、受ける印象は大きく変わるかもしれません）。また、総死亡についてもフェノフィブラート群356例（7.3%）、プラセボ群323例（6.6%）と有意差はありません。つまり、「フェノフィブラート」を服用することで、心筋梗塞を起こすリスクは少し減るかもしれないが、つまるところ死亡リスクにはそこまで大きな影響はなさそうです。

確かに「心筋梗塞」は、たとえ致死的でなくとも、「死亡」と並べられるくらいに人生に重大な影響を及ぼすものでもあります。だから薬を使う意義がある、という解釈もできます。一方で、「生き死に」という観点から俯瞰してみると、薬を使ってもそんなに大差ないという結果が示されている、と解釈することもできます。複合アウトカムにはいろいろなイベントが混ぜられているため、そのアウトカムの内訳を個々に見てみることで、論文のタイトルや結果を簡単に見ただけの時よりも、もっと薬について深く知ることができるようになると思います。

【参考文献】
1）BMJ, 2014; 349: g4379. PMID: 25038074
2）Cochrane Database Syst Rev. 2016; 11: CD009753. PMID: 27849333
3）Lancet. 2006; 368: 1415. PMID: 17055933
4）医薬品医療機器総合機構．ペマフィブラート審査報告書．
https://www.pmda.go.jp/drugs/2017/P20170718001/270072000_22900AMX00581_A100_1.pdf
5）Cochrane Database Syst Rev. 2013;（1）: CD004816. PMID: 23440795
6）Drug Des Devel Ther. 2017; 11: 2517-2526. PMID: 28919704
7）JAMA. 2007; 298: 299-308. PMID: 17635890
8）JAMA Intern Med. 2016; 176: 1834-1842. PMID: 27820614
9）Cochrane Database Syst Rev. 2015;（10）: CD009580. PMID: 26497361

エゼチミブ／IMPROVE-IT 試験

「エゼチミブ」を「シンバスタチン」に追加することの有益性

N Engl J Med. 2015; 372: 2387-2397. PMID: 26039521

小腸のコレステロール輸送機能を阻害する「エゼチミブ」を、HMG-CoA 還元酵素阻害薬（スタチン）（→ P.89）に追加することで、LDL-C 値（⚑1）はより大きく低下することが知られているが、これによって心筋梗塞などの心血管イベント抑制効果が上乗せされるかどうかは明らかにはなっていなかった。そのため、スタチン単独と、スタチン＋エゼチミブで併用した際の効果と安全性を比較する試験が、急性冠症候群（⚑2）の患者を対象に行われた。

研究デザイン：RCT、ランダム化比較試験（39ヶ国）

対象：P	LDL-C が 50 ～ 125mg/dL（治療中であれば～ 100mg/dL）で、急性冠症候群による入院 10 日以内の 50 歳以上の患者（n=18,144、平均 64 歳）
介入：E	シンバスタチン 40mg ＋エゼチミブ 10mg（n=9,067）
対照：C	シンバスタチン 40mg ＋プラセボ（n=9,077）
結果：O	主：心血管死、主要血管イベント（非致死性心筋梗塞、再入院を要する不安定狭心症、血行再建術）、非致死性脳卒中の複合
期間：T	6.0 年（中央値）

結果

■心血管死、主要血管イベント：HR＝0.936［95% CI: 0.89-0.99］
エゼチミブ群：32.7% vs プラセボ群：34.7%

□ 1 年後の LDL-C 値
エゼチミブ併用群：53.2mg/dL vs プラセボ群：69.9mg/dL
□非致死性心筋梗塞（p＝0.002）
エゼチミブ併用群：14.4% vs プラセボ群：12.8%
□脳卒中（p＝0.05）
エゼチミブ併用群：4.8% vs プラセボ群：4.2%
□血行再建術（p＝0.001）
エゼチミブ併用群：8.6% vs プラセボ群：7.0%
□全死亡、心血管死、冠動脈疾患死（有意差なし）
□有害事象による治療中止（有意差なし）
エゼチミブ併用群：10.6% vs プラセボ群：10.1%

1）LDL-C 値
俗に言う「悪玉コレステロール」、Low Density Liporotein（低比重リポ蛋白）に含まれるコレステロールのこと。この試験では1年でどちらの群も70mg/dL 未満となり、ガイドラインの二次予防の管理目標値を達成している。

2）急性冠症候群
心臓に酸素や栄養を供給する「冠動脈」が、突然塞がることによって起こる疾患のこと。閉塞する血管の位置や、閉塞の度合いによって「不安定狭心症」や「心筋梗塞」といったように呼び名が変わる。

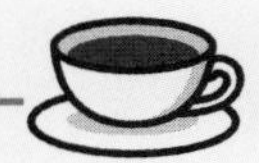

Break Time ～論文を読む時の Tips ～

「αエラーとβエラー」

「αエラー（第一種の過誤）」とは、実際には差がないのに、差があると判定してしまうことです（A：あわてんぼうの過誤）。一方で「βエラー（第二種の過誤）」とは、実際には差があるのに、差がないと判定してしまうことです（B：ぼんやりの過誤）。これらのエラーを、どこまで許容するかに基づいて、サンプルサイズが設定されます。

意見① 検査値が下がることで幸せを感じる、前向きになれる患者には良い薬と言えるかも

急性冠動脈疾患/急性冠症候群後で「シンバスタチン」を服用中の患者に対する、「エゼチミブ」の上乗せ効果を検討した試験です。主要評価項目はシンバスタチン単独群で34.7%、エゼチミブ上乗せ群で32.7%、HR 0.936［95% CI: 0.89-0.99］とエゼチミブ上乗せ群で有意に減少したという結果でした。今回の論文は珍しく絶対指標も示されておりARR（3）が2%、NNTを計算すると50人というものでした。

しかしどうでしょう。このNNTから感じる「エゼチミブ」上乗せ効果とHRから感じる「エゼチミブ」上乗せ効果に、なんとなく違和感がありませんか？　NNTを見ると上乗せ効果はとても大きいように感じますし、HRを見ると上乗せ効果はあまりないように感じます。ここで一度、この違和感について考えたいと思います。

ARRが2%ということでしたが、例えばアウトカムを5%から3%に減少させるのもARR 2%ですし、34.7%から32.7%に減少させるのもARR 2%です。確かにどちらも同じ2%でNNTも50になりますが、果たして両者の効果の差は同じと言えるでしょうか？　本研究のアウトカムには「統計的」に有意な差が付いていますが、34.7%と32.7%の間に臨床的な違いがどれくらいあるのでしょうか？　「エゼチミブ」の薬価に見合ったものかと問われると、私は見合っていないように感じます（2019年12月に承認された後発医薬品の普及で、この印象は変わ

3）ARR（絶対リスク減少：Absolute Risk Reduction）
その治療で「何人の患者を救えるのか」を表す指標。対照群の疾患発生率から、介入群の疾患発生率を引いた数字で算出される。この数字の逆数が、NNT（治療必要数）になる。RRR（4）のように、個人に当てはめて考えにくいのが弱点。

4）RRR（相対リスク減少：Relative Risk Reduction）
治療の有効性を示す指標の1つ。比較対照と比べて、介入によってどのくらいイベント発生率が下がったかの数字。%で示されるため、10%が5%になっても、0.5%が0.25%になってもRRRは50%になるため、ARRよりも小さな差を大きく見間違いやすいという弱点がある。

るかもしれません)。

でも、以前こんなエピソードがありました。「スタチン」と「エゼチミブ」の合剤を採用して欲しいと医師から申請があり、「エゼチミブ」の効果についてその医師と話をした時のことです。「エゼチミブ、検査値(代用のアウトカム)は改善しますけど(真のアウトカムに対する)上乗せ効果って大きくはなさそうじゃないですか?」と問うと、「でも、検査値が改善すると患者が喜ぶんだよ」と返ってきました。この時、何か大切なものを思い出しました。代用のアウトカム、真のアウトカムと私たち薬剤師はよく言うけれど、検査値(代用のアウトカム)が良くなることに幸せを感じる患者にとっては、良い選択肢なのかもしれない、と(少なくとも、服用したからといって悪い影響はそれほどなさそうです)。エビデンスではなく、EBMを感じた瞬間でした。

以来、検査値が下がることで幸せを感じる、治療に対して前向きになれる、という患者には使用を考慮してもいいかなと思うようになりました。

試験デザインの気になる点も含めて、「エゼチミブ」についての印象を医師に伝えた

本試験では、主要エンドポイントの発生が有意に減少していますが、ARRは2%で、しかも6年間追跡した結果です。単純に考えると、既にスタチンで治療中の50人が「エゼチミブ」を追加で6年間服用し続ければ、そのうち1人が追加の恩恵を受けられるということになります。「6年間服用すれば50人に1人、心血管死亡、非致死性心筋梗塞、再入院を要する不安定狭心症、冠血行再建、非致死性脳卒中を減らすことができる薬」と言われて、あなたはその薬を服用したいと考えますか?私は、非常に悩ましいと思います。

本試験にはいくつか気になる点があります。1つ目は、試験中にプロトコルが5回変更されており、中でも、当初は10,000人を想定していた参加者が18,000人に増えている点です。参加者が多くなると有意差はつきやすくなりますが、主要エンドポイントの95% CIの上限が0.99とギリギリであることからも、この影響は大いにありそうです。2つ目は、脱落率が高い点です。両群とも最終解析時には4割程度が脱落しています[1)]が、これだけ脱落が多いと解析結果に影響を及ぼした可能性も十分考えられます。そして3つ目は、スタチンとして「シンバスタチン」を使用している点です。今回の試験では「エゼチミブ」の追加が良かったのか、LDLを下げたことが良かったのかがはっきりしません。「シンバスタチン」よりLDL低下作用の強いスタチンは他に多くあります。むしろストロングスタチンを使用した方がもっと良い結果が出た可能性もあります（なお、「シンバスタチン」が使われていることに関しては、本試験のFundingがMERCKであり、海外ではそのMERCKからシンバスタチン/エゼチミブの合剤（VYTORIN）が発売されていることが関連していると思われます）。本文中には、高用量スタチンには新規糖尿病発症リスクがある[2)]との記載がありますが、当該試験は中等量より高用量で2人/1,000患者・年の新規糖尿病発症があったとの報告であり、やや説得力に欠ける印象があります。さらに、このような上乗せ効果が明確に報告されているのは、現時点で本試験のみであり、再現性がまだないのも気になる点の1つです。

ただ、「エゼチミブ」には頻度の高い副作用や重篤な副作用がほとんど報告されていません。その観点からは、場合によっては良い選択肢となることもあると思います。

以上のことを踏まえると、この論文から得られる知見だけでは「エゼチミブ」を積極的に追加処方する提案をできるようなエビデンスとは言えないものの、処方の相談があった際には、高用量スタチンが使えない際の代替案にはなりそう、といった印象であることを医師にも伝えています。

意見③

併用薬剤の投与量の違いが結果に及ぼす影響を踏まえて、使いどころを考えた

この論文が発表された時、「エゼチミブが心血管イベント抑制効果を示した」ということで話題になったのを覚えています。「シンバスタチン」に「エゼチミブ」を併用することで、絶対リスクは2%減少、つまり50人治療することで心血管イベントを1人防げるという計算となり（NNT = 50)、スタチンに続いて「エゼチミブ」も心血管イベントの予防に有効だと示されたからです。

しかし、論文を読んでみるとハザード比は0.936と、相対リスクの減少の度合いは小さいようです。有意差ありといっても、ハザード比の信頼区間の上限は0.99ですから、1を超えないギリギリのラインです（上限が1を超えたら有意差なし）。当初の計画ではサンプルサイズ（試験参加人数）は10,000例としていましたが、試験開始後にプロトコルの変更があり、サンプルサイズが18,000例に修正され、心血管イベントの発生数が5,250例に達するまで試験が続行されています[3)]。膨大なサンプルサイズと長期間の追跡であるがゆえに有意差がついた、とも言えるでしょう。本試験のように心筋梗塞の既往のあるハイリスクな患者であれば、小さいながらも心血管イベントの予防効果はあると言えそうですが、ハイリスクではない患者にも効果があると言えるかどうかは、議論の余地があるように思います。

ただし、1つだけ気になる点があります。それは「シンバスタチン」の用量です。介入群・対照群ともに「シンバスタチン」40mgが投与されているのですが、LDL-Cが80mg/dL以上の場合、これが80mgに増量されています。この増量プロトコルは2011年にFDAの勧告（安全性の観点）により撤廃されたのですが、80mgに増量した割合は、エゼチミブ併用群6%、対照群27%という結果となりました。つまり、エゼチミブvsプラセボの比較試験でありながら、エゼチミブ群の方が併用薬の「シンバスタチン」の用量は少ないのです。LDL-Cが80mg/dL以上でも全例40mgのままで試験を続行したら、心血管イベ

ントの発生率の差はさらに開いた可能性もあります。

したがって、「シンバスタチン」の用量に違いがあることを踏まえると、少なくともハイリスク症例に限っては、スタチンの増量、あるいはスタンダードスタチン→ストロングスタチンの変更を行ってもLDL-Cが目標値に到達しない場合には、「エゼチミブ」の投与を検討しても良いのではないか、そこが「エゼチミブ」の使いどころではないか、と思いました。

【参考文献】

1）Supplementary Appendix. Figure S1.
https://www.nejm.org/doi/suppl/10.1056/NEJMoa1410489/suppl_file/nejmoa1410489_appendix.pdf

2）JAMA. 2011; 305: 2556-2564. PMID: 21693744

3）Am Heart J. 2014; 168: 205-212. e1. PMID: 25066560

16 day

「ARB」と「ACE 阻害薬」に期待された、併用による上乗せ効果

N Engl J Med. 2008; 358: 1547-1559. PMID: 18378520

アンジオテンシン受容体拮抗薬（ARB）とアンジオテンシン変換酵素（ACE）阻害薬（→ P.77）は、どちらも高血圧治療の第一選択薬として広く使われている薬で、腎保護効果も示唆されている。そのため、併用すればこれらの効果はより高まるのではないかと期待されているが、実際に併用した際の効果や安全性については明確になっていなかった。そこで、ARB の「テルミサルタン」と ACE 阻害薬の「ラミプリル」をそれぞれ単独で使用した場合と併用した場合とを比較する試験が行われた。

研究デザイン：RCT、ランダム化比較試験（40ヶ国）

対象：P	心血管疾患のリスクが高い、あるいは末梢器官に障害のある糖尿病患者（55 歳以上）
介入：E	テルミサルタン 80mg ＋ラミプリル 10mg（n=8,502）
対照：C	テルミサルタン 80mg（n=8,542）、ラミプリル 10mg（n=8,576）
結果：O	主：心血管死、心筋梗塞、脳卒中、心不全による入院の複合
期間：T	56 ヶ月（中央値）

結果

■心血管死、心筋梗塞、脳卒中、心不全による入院
（ラミプリル群：1,412 例（16.5%）と比較したハザード比）
テルミサルタン群：1,423 例（16.7%）、HR＝1.01［95% CI: 0.94-1.09］
併用群：1,386 例（16.3%）、HR＝0.99［95% CI: 0.92-1.07］

有害事象による試験中止
□咳嗽（$p<0.001$）
テルミサルタン群 1.1% vs ラミプリル群 4.2%
□血管性浮腫（$p=0.01$）
テルミサルタン群 0.1% vs ラミプリル群 0.3%
□低血圧
併用群 4.8% vs テルミサルタン群 2.7% vs ラミプリル群 1.7%

有害事象（$p<0.001$）
□腎機能障害：併用 13.5% vs ラミプリル 10.2%

服薬指導のバリエーションを増やし、イレギュラーな処方にも対応しやすくなる

薬局では、患者からよく「血圧の薬を2種類も飲んでいるけど、大丈夫かしら？」と聞かれることがあります。降圧治療においては使える薬剤の種類も多岐にわたることから、私自身も以前は作用機序の違いでその理由を説明することがありました。こうした薬理作用の違いから併用の意義を説明する薬剤師は、意外と多いように思います。しかし、そうした薬理作用の話で、患者にとって納得のいく回答を本当にできているでしょうか。

この研究では、ARBとACE阻害薬を併用しても、心血管イベントに有意差が見られないという結果が示されています。私はこの論文を読んで以降、ARBとACE阻害薬の併用に不安を感じている患者に対し、薬理作用の話をしたり薬の削除を提案するばかりでなく、「低血圧などの副作用が起きていなければ、この2種類の薬を飲み続けても、寿命を縮めたりすることはありません」と伝えることも、選択肢として考えられるようになりました。

近年、医療現場ではポリファーマシーが大きな問題となっていることもあり、ARBとACE阻害薬の併用にはメリットが乏しく、避けた方が良いという意見も多くあります。しかし、実際には患者の希望や副作用など何らかの事情でこの2剤が処方されるケースもあります。そういった場合に、薬剤師が併用を頭ごなしに否定するのは問題です。併用するに至った事情や思いを聞き取った上でそれに寄り添い、併用の不安を解消することも、薬剤師として必要な柔軟さであると自分は考えています。ただし、これは副作用に十分注意しながら行う必要があります。本試験でも2剤を併用した場合は単独投与に比べて血圧が低下したという結果が示されている他、特に「テルミサルタン」は体内動態が非線形[1)]であるため、急な血圧変動には十分な注意が必要な薬だからです。

論文を読む機会があると、最新の医学の情報を収集できるだけでなく、今回のように自分の服薬指導のバリエーションを増やし、患者からの質問に対する回答や少しイレギュラーな処方への対応もよりスムーズに、より納得してもらえるものにバージョンアップしていけると考えています。

意見② ARB と ACE 阻害薬の併用例に出合った時には、特に高 K 血症や過度の降圧に注意するようになった

冠動脈、末梢血管、脳血管疾患や臓器障害のあるハイリスクな糖尿病を有する非心不全患者を対象に、心血管死、心筋梗塞、脳卒中、心不全による入院をアウトカムとし、「ラミプリル」10mg に対する「テルミサルタン」80mg の非劣性と、「ラミプリル」10mg に対する併用療法の優越性を検討した試験です。「ラミプリル」vs「テルミサルタン」は RR = 1.01［95% CI: 0.94-1.09］と、あらかじめ設定された非劣性マージンの 1.13 を下回っているため非劣性であることが認められましたが、優越性を検討した併用療法については、「ラミプリル」に対して RR = 0.99［95% CI: 0.92-1.07］と統計的な差は認められず、差があるかどうかわからないという結果となりました。

実は、この試験が発表された 2008 年頃は「安価な ACE 阻害薬」と「高価な ARB」という構図がありました。国民皆保険制度により、諸外国に比べて医療費の自己負担が少ない日本では「高価な ARB」が多く処方されている印象があり、私自身もやもやしたものを感じていたのを覚えています。「安価な ACE 阻害薬」をまず使用し、空咳などの副作用で「ACE 阻害薬」の継続が困難な場合に「ARB」を使うのが妥当じゃないのか、と（今では「ARB」にも安価な後発医薬品が発売されたことで、以前感じていたほどのもやもやはなくなったように思います）。

しかし、この論文の結果を「ARB」と「ACE 阻害薬」を比較した結果だ、と言えるでしょうか。それにはいくつか気をつけなければならない点があります。まず、試験に組み入れられた患者の背景（Table 1）を確認してみると、BMI が 28 もある点です。これだけでも、目の前の患者と背景がピタッと一致することは稀だと思います。また、使用されている「テルミサルタン」が 80mg と実臨床ではわりと高用量である点、「ラミプリル」は国内未発売である点も注意が必要です。これらの理由から、この論文の結果だけでは、広く「ARB」と「ACE 阻害薬」全般を比較して非劣性を示したものだというのは難しいように思います。

ただ、少なくとも「ARB」と「ACE 阻害薬」を併用することは高 K 血症や過度の降圧リスクがある、ということは言えそうなので、もしこれらの併用例を目の前にした時は、この論文を参考に医師にトレーシングレポートを書いてみてもいいのではないでしょうか。

患者や医療従事者から減薬や副作用の相談があった際、その切り替えを考える 1 つの判断材料になる

本研究では、主要評価項目に差はありませんが、「テルミサルタン」は「ラミプリル」に比べ平均血圧を 0.9/0.6mmHg 低下させ、低血圧症状も多いことが示されています（RR＝1.54、p＜0.001）。一方で、「ラミプリル」は「テルミサルタン」に比べ、有害事象である咳、血管浮腫の頻度が有意に多いことが示されています（咳：RR＝0.26、p＜0.001、血管浮腫：RR＝0.4、p＜0.01）。他の類似研究を見てみても、本研究のように治療効果が ACE 阻害薬≒ARB とする報告[2)] もあれば、ACE 阻害薬＞ARB とする報告[3)] もあり、決着がついていない印象です。次に、「ラミプリル」単独と「ラミプリル」＋「テルミサルタン」の併用を比べると、こちらも主要評価項目に差はありませんが、併用群はラミプリル単独群よりも平均血圧を 2.4/1.4mmHg 低下させ、かつ、有害事象が増える傾向にあります（RR＝1.2、p<0.001）。これについても他の研究で同様の結果が示されており、併用がもたらす恩恵は少ないのかもしれません[4-6)]。

つまり、「ARB」と「ACE 阻害薬」を比べると、心血管イベントの抑制効果に差はないようですが、降圧効果は 併用＞ARB ≧ ACE 阻害薬（その差は約1～2mmHgと、臨床に大きな影響をもたらすとは言い難い差と思われます)、有害事象は 併用> ACE阻害薬> ARBという印象です。薬価は「ACE阻害薬」の方が一般的に安い傾向にありますが、空咳や血管浮腫といった有害事象の頻度が有意に高いことに注意が必要です。

これらのことを踏まえると、いずれかの薬剤を開始する際には、毎日服用する経済負担を考えると、治療効果が同程度でかつ、安価である「ACE阻害薬」から開始しても良いのではないでしょうか。もし空咳の症状が出て、日常生活に支障をきたすのであれば、「ARB」に切り替えも視野に入れます。年齢によって空咳が出やすい場合があるため[7)]、年齢によっては最初から「ARB」から開始するなど、患者背景に応じて提案の仕方は変えても良いのかもしれません。

なお、この論文を読んで、現在「ARB」と「ACE阻害薬」を併用している症例に対して、「併用は害しかないので、単剤に変えましょう。"ARB"よりも"ACE阻害薬"の方が安くていいですよ」などと勧めるのは、一旦踏み留まる必要があります。患者の希望や想いを無視した医療従事者の提案は受け入れがたく、不安や不信感を与える要因になりかねないからです。患者や医療従事者からの減薬の依頼や相談、空咳などの症状が出ている場合、もしくは薬代が高いと感じた場合に単剤への切り替えを提案する、といった活用方法が良いと思います。

【参考文献】
1）ミカルディス錠．添付文書．
2）Cochrane Database Syst Rev. 2014;（8）: CD009096. PMID: 25148386
3）Medicine（Baltimore）. 2018; 97: e0256. PMID: 29642146
4）N Engl J Med. 2013; 369: 1892-1903. PMID: 24206457
5）Arch Intern Med. 2007; 167: 1930-1936. PMID: 17923591
6）PLoS One. 2010; 5: e9946. PMID: 20376345
7）病院薬学．1997; 23: 570-577.

降圧薬／SPRINT 試験

高血圧患者に対する、120mmHg 未満を目指した厳格な降圧治療の有益性

N Engl J Med. 2015; 373: 2103-2116. PMID: 26551272

収縮期血圧（SBP）（1）が 120mmHg を超えるあたりから心血管疾患が増えてくることがこれまでの研究によって明らかにされていたが、特に高齢者では低血圧や転倒などのリスクを考えて降圧目標は高めに設定した方が良いという意見も多く、治療の目標 SBP 値は明確になっていなかった。そこで、SBP ＜ 120mmHg を目指す厳格な降圧治療と、135 ～ 139mmHg を目指す標準的な降圧治療で、どのくらい臨床イベントに差があるかを検証する試験が行われた。

研究デザイン：RCT、ランダム化比較試験
（アメリカ、プエルトリコ）

対象：P	50 歳以上で収縮期血圧 130～180mmHg の高血圧患者 （n=9,361、平均 67.9 歳）
介入：E	厳格降圧：目標 SBP＜120mmHg（n=4,678）
対照：C	標準降圧：目標 SBP＝135～139mmHg（n=4,683）
結果：O	主：心筋梗塞、心筋梗塞を伴わない急性冠症候群、脳卒中、 急性非代償性心不全、心血管死
期間：T	3.26 年（中央値）

1）収縮期血圧（SBP：Systolic Blood Pressure）
心臓が収縮した際に動脈にかかる圧、俗に言う「上の血圧」のこと。心臓の機能や血管の柔軟性、交感神経や腎機能、精神・身体活動や季節、日内変動など様々な要因によって変動するが、基本的に 120mmHg 未満が正常とされ、診察室血圧で 140mmHg を超えると高血圧と診断される。SPRINT 試験では、正常値である SBP<120mmHg を目指す厳格な降圧治療と、明らかに高血圧と診断され得る SBP ≧ 140mmHg を下回れば OK という標準的な降圧治療で比較された。
⇔心臓が拡張した際の圧（下の血圧）：拡張期血圧（DBP：Diastolic Blood Pressure）

結果

■心筋梗塞、急性冠症候群、脳卒中、急性非代償性心不全、心血管死：
HR＝0.75［95% CI: 0.64-0.89］ NNT＝61
厳格降圧群：243 例（5.2%）vs 標準降圧群：319 例（6.8%）
※75 歳以上、CKD 既往、性別、人種によるサブグループ解析の結果も同様

□心不全：HR＝0.62［95% CI: 0.45-0.84］
厳格降圧群：1.3% vs 標準降圧群：2.1%
□心血管死：HR＝0.57［95% CI: 0.38-0.85］ NNT＝172
厳格降圧群：0.8% vs 標準降圧群：1.4%
□全死亡：HR＝0.73［95% CI: 0.60-0.90］ NNT＝90
厳格降圧群：3.0% vs 標準降圧群：4.5%
□心筋梗塞：HR＝0.83［95% CI: 0.64-1.09］
厳格降圧群：2.1% vs 標準降圧群：2.5%
□脳卒中：HR＝0.889［95% CI: 0.63-1.25］
厳格降圧群：1.3% vs 標準降圧群：1.5%

□有害事象
低血圧：厳格降圧群：2.4% vs 標準降圧群：1.4%（p＝0.001）
失神：厳格降圧群：2.3% vs 標準降圧群：1.7%（p＝0.05）
電解質異常：厳格降圧群：3.1% vs 標準降圧群：2.3%（p＝0.02）
急性腎障害・腎不全：厳格降圧群：4.1% vs 標準降圧群：2.5%（p＜0.001）
傷害を伴う転倒：厳格降圧群：2.2% vs 標準降圧群：2.3%（p＜0.71）

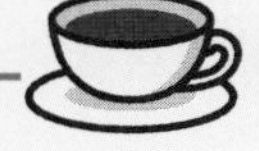

Break Time *～論文を読む時の Tips～*

「除外基準」

臨床試験では、適切な被験者を集める際に避けたい条件が「除外基準」として設定されます。例えば、既にその特性を持つ母集団を対象にした先行研究がある、その条件にあてはまる患者は副作用が起こりやすいため倫理的な問題がある、などの理由があります。論文を解釈する際には、なぜその特性を持つ患者は除外されたのかを考えることも重要です。

血圧コントロール目標値にはまだまだ結論が出そうにないので、柔軟な対応をしたい

血圧のコントロールに関する薬物治療の試験は多く行われてきましたが、RCT では厳格なコントロールの有益性が認められていませんでした。本研究では、収縮期血圧 120mmHg 未満を目指す厳格な治療の有効性が証明された形です。そして本研究が 1 つのきっかけとなり、日本の『高血圧ガイドライン 2019』では、一部の基準値が変更となっています。

主要複合評価項目の追跡期間 3.26 年での 1.6% という両群間の差はごくごく小さな数字ですが、降圧薬での治療は 10 年単位になることも多く、それを考えると大きな数字になるのかもしれません（もちろん、追跡期間以降も同じ％で推移するとは言えないので、あくまで推測にはなりますが）。これらを考慮すると、忍容性を維持できるのであれば 120mmHg 未満への降圧は十分に容認できるでしょう。

しかし一方で、低血圧、AKI（急性腎障害）、低 Na 血症、低 K 血症が厳格治療群で有意に増加しているなど、有害事象の多さは気になります。発現率は低くなく、主要複合評価項目のわずかな差を打ち消してしまいかねません。この点、本研究では降圧剤として利尿剤の使用が推奨されていたため、これらの有害事象には利尿剤が関連している可能性があり、逆に、副次評価項目の心不全の減少に関しても利尿剤の関連は考えられます。

本文中でも言及されていますが、類似の研究としては ACCORD-BP 試験[1)] があります。血圧コントロール目標は本研究と同じですが、対象患者が糖尿病患者かつ平均年齢 62 歳、対象患者数は約 4,700 人であり、本研究とは条件がやや異なっています。この研究では主要評価項目（非致死性心筋梗塞、非致死性脳卒中、心血管死の複合）も副次評価項目の総死亡も、厳格な降圧治療と標準的な降圧治療の両群で差はなく、厳格治療群では有害事象が目立った結果となっていました。そのことも念頭に置いておく必要があるでしょう。いずれにせよ、血圧コントロールの目標値はまだ明確な結論が出ておらず、今後も研究・議論が続くでしょう。それに伴い目標値が変更される可能性も十分にありますので、その都度柔軟な対応をすることが大切です。

余談ではありますが、本試験はたくさんのサブ解析が発表されており、例えば高齢者やフレイル患者（▶2）を対象としたものがあるなど、非常に興味深いものが多いです。是非そちらも血圧コントロール目標の参考にして頂きたいと思います。

職場で論文抄読会をする場合のお題論文にピッタリの論文

医学論文を読んだことのない薬剤師が、初めて論文を読んだ時に抱く感想は、大きく２通りに分かれると思います。「やっぱり論文は難しい。自分には無理だ」という拒否反応か、「これなら自分でもなんとか読めそう」というちょっとした自信か、です。

後輩や同僚の薬剤師に初めて論文を読む経験をしてもらう場合、せっかくなら後者の印象を持ってもらいたいものですが、そんな時にこの論文から始めてみるのはいい選択だと思っています。

まず、この論文の掲載ジャーナルは、New England Journal of Medicine（NEJM）です。NEJM に掲載されている論文は Abstract（抄録）にキーワードが非常によくまとめられており、論文の全体像をつかみやすい構造をしています。もちろん、論文の詳細な内容を知りたい場合には本文まで詳しく読む必要がありますが、Abstract を読んだだけでもある程度の内容を理解しやすいというのは、初めて読む論文として

▶2）フレイル
加齢によって心身の能力が低下し、健康障害を起こしやすくなった状態のこと。「虚弱」や「老衰」などと訳されることが多い。加齢に伴う筋肉量の低下は「サルコペニア」と呼ぶが、「フレイル」では食欲減退や活力低下なども含まれる。

大切なポイントだと感じています（初心者向けの論文抄読会に用いるテーマ論文を探す場合、私はPubMedの検索窓に「キーワード（薬剤名など）＋NEJM」を入れて検索することもあります）。

社外の論文抄読会に参加すると、自身が勤務している薬局では取り扱っていない薬剤に関する論文がテーマになっている場合もあります。この点、本研究は収縮期血圧120mmHgを目指した場合と、140mmHgを目指した場合の降圧治療の比較がテーマとなっています。どのような薬局に勤務していても、高血圧症の患者が1名も来られない薬局は少ないのではないでしょうか（併用薬も含めて）。実臨床に活かすイメージを持ちやすいという意味でも、この論文は論文抄読会のお題論文として向いていると思います。

また、1件のイベントを防ぐために何人治療したら良いかを表す治療必要数（NNT）の値も、本文中に記載されています。論文抄読会を開催した場合、NNTについて話をすると「薬を使ったすべての人が、薬のおかげで心血管イベントを防げるわけではないのだ」と、薬剤や治療に関するイメージが変わる薬剤師が多いように感じます。除外基準に糖尿病患者が入っているので、仮想症例シナリオを作成する場合は、この点も加味すると議論が盛り上がるのではないでしょうか。

意見③ ベースラインリスクの人種差を考える良い題材に

この研究は、Table 1のcharacteristicを見るとベースラインのFramingham risk scoreは平均24.8%と、そもそも心血管イベントを引き起こしやすい集団が対象です。対して日本人は、一般的に心血管イベント（CVD）リスクが欧米人ほど高くないと言われています。そのため、欧米人を対象にしたCVDの研究を読む際には、ベースラインリスクの人種差を考慮する必要があります。試しにTable 1のベースラインからすべての平均値をとって、欧米人と日本人でどの程度CVDリスクが異なるか算出してみましょう。

年齢：68歳、性別：男、SBP：140mmHg、DBP：78mmHg、TC：190mg/dL、HDL：53mg/dL、TG：126mg/dL、LDL：112mg/dL、eGFR：71.8mL/min/1.73m^2、喫煙：過去に喫煙歴あり、血圧治療中、非糖尿病

以上で計算してみます。結果は下記の通りです。

Framingham risk score → 17%、吹田スコア[2] → 5%

同じ臨床試験を日本人で行い、結果が同じハザード比0.75だったとしましょう。5%のリスクが3.75%まで下がる計算です（5%×0.75＝3.75%）。ここからNNTを算出してみると、ARR＝5% - 3.75%＝1.25%、NNT＝1/1.25%＝80となります。ただし、吹田スコアは10年以内の発生リスクです。つまり、80という数字は追跡期間を10年で計算したNNTなのですが、本研究の追跡期間は3.26年とかなり短めです。これを考慮してNNTを改めて概算すると、80×（10/3.26）≒246になります。本研究のNNTが62だったことと比較すると、246は結構大きな数字に思えます。国家的な戦略として考えるなら積極的な降圧は良い対策になるでしょうが、目の前の患者一人に積極的な降圧を勧めるかどうかを考えるなら、ちょっとためらう数値のように思えます。その人の価値観や治療への意識を確認してから考えたいところです。

実際、積極的に血圧を下げる（110未満まで目指す）ことに疑問を持った30代の方から相談を受けたことがありました。その際、患者本人の意向を確認した上で、このSPRINT試験の結果を示しながらトレーシングレポートを処方医へ記載し、目標血圧に関して相談しました。

【参考文献】
1) N Engl J Med. 2010; 362: 1575-1585. PMID: 20228401
2) J Atheroscler Thromb. 2014; 21: 784-798. PMID: 24671110

サイアザイド系利尿薬／ALLHAT 試験

18 day 「Ca 拮抗薬」や「ACE 阻害薬」は、「サイアザイド系利尿薬」よりも優れているか

JAMA. 2002; 288: 2981-2997. PMID: 12479763

高血圧は多くの人が抱える疾患であり、その治療にかかる薬剤費も大きなものになっている。そのため、新しい高額な新薬に過度な期待をするのではなく、十分に効果的なものがあれば古くて安価な旧薬を有効活用していくことが重要とされる。そのため、従来から使われている利尿薬「クロルタリドン（⚑1）」の有用性を、当時は新しい降圧薬として使われていたCa 拮抗薬の「アムロジピン」やACE 阻害薬の「リシノプリル」と比較する試験が行われた。

研究デザイン：RCT、ランダム化比較試験
（アメリカ、カナダ、プエルトリコ、西インド諸島）

対象：P	冠動脈性心疾患リスクを有する55歳以上の高血圧患者 (n=33,357、平均67歳、平均146/84mmHg)
介入：E	アムロジピン（Ca 拮抗薬）、リシノプリル（ACE 阻害薬）
対照：C	クロルタリドン（サイアザイド系利尿薬）
結果：O	主：致死性冠動脈疾患、非致死性心筋梗塞の複合
期間：T	4.9年（平均値）

⚑1）クロルタリドン
「クロルタリドン」は、遠位尿細管での再吸収を阻害する「サイアザイド系利尿薬」の1つで、『ハイグロトン®』という商品名で2008年までは日本でも使われていたが、現在は販売中止になっている。薬剤費の差がそれほど大きくない場合は、統計的に有意でなかった小さな差異が費用対効果に対して重要な影響を与えることもあるため、このALLHAT 試験の結果を分析した研究では、費用対効果に最も優れているのは「アムロジピン」であるとする報告もある[1)]。

結果

■致死性冠動脈疾患、非致死性心筋梗塞
（クロルタリドン群1,362例（11.5%/6年）と比較した相対リスク）
アムロジピン群：798例（11.3%/6年）、RR＝0.98［95% CI: 0.90-1.07］
リシノプリル群：796例（11.4%/6年）、RR＝0.99［95% CI: 0.91-1.08］

□全死亡率：3群間に差なし
クロルタリドン群：2,203例（17.3%/6年）
アムロジピン群：1,256例（16.8%/6年）
リシノプリル群：1,314例（17.2%/6年）
□発生率がリシノプリル群＞クロルタリドン群
複合心血管疾患（p＜0.001）
　リシノプリル群：33.3% vs クロルタリドン群：30.9%
心不全（p＝0.02）
　リシノプリル群：8.7% vs クロルタリドン群：7.7%
脳卒中（p＝0.18）
　リシノプリル群：6.3% vs クロルタリドン群：5.6%
□発生率がアムロジピン群＞クロルタリドン群
心不全（p＜0.001）
　アムロジピン群：10.2% vs クロルタリドン群：7.7%

※当初、α遮断薬の「ドキサゾシン」も含めた試験だったが、脳卒中や心不全リスクが高いという結果が示されたため、途中で中止された。

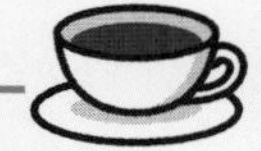

Break Time ～論文を読む時の Tips～

「患者背景がわかる Table 1」

多くの論文では、「Table 1」に今回の臨床試験の被験者がどんな特徴を持つ集団なのかが記載されています。一般的には年齢や性別、人種、持病、併用薬、各検査値項目、時には学歴や経済状況、住環境といったものまで記載されていることもありますが、この Table 1 に記載された項目は、臨床試験のアウトカムに影響を与え得るものと捉えることもできます。

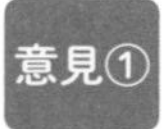

「なぜこの研究が行われたのか」という背景から、医学の発達の歴史が読める

医学論文にいまひとつ興味を持てない、と感じる方もおられると思います。私自身も最初はそうでした。論文を読むという行為は、薬剤師にとっても多くの気づきを得られる勉強法ではありますが、そうわかっていても、なかなか続けられないのが現状ではないでしょうか。そこで、論文を解釈して現場に活かすというより、どうやったら継続して論文を読めるのか、ALLHAT 研究の論文を用いて、私のやり方を紹介したいと思います。

今回の ALLHAT 研究は、2002 年に JAMA に掲載された論文です。論文は、主に研究の結果として世に出されるわけですが、研究を始める際には、「今までにわかっていることは何なのか？」「わかっていないことは何なのか？」を明らかにする必要があります。その点は、論文でも Abstract（抄録）の後の本文の最初で述べられています。実は、この段落を読むだけでも、なぜこの研究をするに至ったのか、その必要性やその疾患に対する治療の歴史の流れが大まかにわかるのです。例えば本研究では、この研究が始まった当時、既に高血圧にはいろいろな治療薬が登場してはいたものの、最初の薬として何を選択すれば良いのか、その優劣や判断基準がまだ不明瞭でした。中でも、新しく登場した「Ca 拮抗薬」や「ACE 阻害薬」が、従来の安価な利尿薬と比べてどのくらい価値あるものなのかを調べる必要があったことがわかります（この段落で過去の論文もたくさん引用されているので、関連した論文に触れるきっかけにもなります）。これらの情報を踏まえて研究デザインを見てみると、対象患者や介入群・対照群の分け方、アウトカムの設定についても「なるほど」と思えるはずです。

本研究のような、特定の分野でランドマークとなるような論文は、Pubmed などでその後の研究を追いかけるのも良いですが、「循環器トライアルデータベース」[2)]というサイトを使うのも便利です。このサイトで、疾患分類別に検索し、興味のある分野について発表年順に並べ替え、順に読んでいくというのも、面白い勉強方法だと私は思っています。

医学論文を継続的に読むには、まず論文に興味を持つことが必要だと思います。なぜこの研究が行われたのか、当時の時代背景や研究の必要性を知ってから、歴史を紐解くように眺めていく、そんな読み方ができれば、より医学論文にも興味を持ってもらえるのではないかと思います。

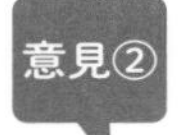

発売中止が惜しい「クロルタリドン」、同じことを繰り返さないために必要な現場での論文活用

ALLHAT 研究の、一次アウトカムである致死性冠動脈疾患と非致死性心筋梗塞の複合アウトカムは、アムロジピン服用群、リシノプリル服用群いずれもクロルタリドン服用群とほぼ変わりないという結果になっています。また、二次アウトカムではありますが、心不全はアムロジピン服用群で相対リスク＝1.38［95% CI: 1.25-1.52］、リシノプリル服用群で相対リスク＝1.19［95% CI: 1.07-1.31］と、これらは有意差をもってクロルタリドン服用群と比較して多いという結果になっています。

この研究の目的は、「比較的新しい降圧薬である Ca 拮抗薬や ACE 阻害薬を使えば、チアジド系利尿薬より冠動脈疾患を減らすことができるか？」というものでしたが、少なくとも本研究では、いずれも「クロルタリドン」より優れているとは言い難い結果となっています。

本研究で用いられているチアジド系利尿薬の「クロルタリドン」は、『ハイグロトン®』という商品名で日本でも使用されていましたが、2008年に販売中止となっています。「クロルタリドン」は、この他にも 60 歳以上の高血圧症患者に対して降圧薬によって降圧を行うと脳卒中が減るかを検討した SHEP 試験でも降圧薬として用いられ[3)]、「クロルタリドン」群はプラセボ服用群と比較して相対リスク＝0.64（p＝0.003）と、有意に脳卒中が少ないという結果になっています。

現在、国内ではチアジド系利尿薬として「ヒドロクロロチアジド」や「トリクロルメチアジド」が多く用いられていますが、「ヒドロクロロチアジド」と比較しても「クロルタリドン」の方が心血管イベント抑制効果は優れているという報告があります[4]。また、9つの研究を統合したネットワークメタ解析の論文では、うっ血性心不全、心血管イベントは「ヒドロクロロチアジド」に比べ「クロルタリドン」で少ないという結果が得られています[5]。

一方、低K血症やそれによる入院は、「ヒドロクロロチアジド」に比べ「クロルタリドン」で多いという報告[5]もあります。確かに低K血症は注意が必要な副作用ですが、少なくとも「クロルタリドン」は全く居場所がない薬剤ではなかったように感じます。薬価もおそらく「アムロジピン」や「リシノプリル」と比較して安く設定されていたのではないでしょうか。このような点からも、もっと使う場面があった薬剤なのではないかと思うと、販売中止になったことが惜しいと感じました。現場の薬剤師が論文を読んで批判的吟味することがごく当たり前になり、薬は目新しさよりも臨床成績を重視して選ばれるような世の中にできたら良いなと思います。

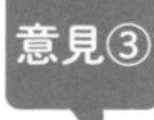

黒人の割合が高い臨床試験では、利尿薬の反応性に注意

本研究は、4万人もの患者がRCTに組み込まれている、まさに化け物RCTで、20年近くが経過した現在でもサブ解析が出ている研究です。この論文から関連した研究をたどっていくと、ガイドラインの推奨にも関連する内容がいくつも発表されており、高血圧治療を語るにおいて外せないランドマーク論文の1つと言えます。

しかし、ランドマークと言われる高血圧治療の大規模RCTの中で、ここまで黒人の割合が高いRCTも珍しいでしょう。ここでは、特に黒人と非黒人の人種差に関し注目していきたいと思います。

Figure 5（アムロジピン vs クロルタリドン）を見ると、Ca拮抗薬と利尿剤は黒人・非黒人ともに同等の使い方ができると思われます。しかし Figure 6（リシノプリル vs クロルタリドン）を見ると、黒人集団ではACE阻害薬よりも利尿剤を使用した方が、脳卒中、複合冠動脈疾患、心血管疾患、心不全に有効だと示されています。しかし、非黒人集団では、心不全以外のアウトカムで有意差が出ていません。これに関し、筆者たちがCOMMENTでも「The greater differences observed in black vs nonblack patients for combined CVD and stroke, along with a similar trend for HF and lesser BP lowering with lisinopril, are in accord with the multiple reports of poorer BP response with ACE inhibitor in black patients.」と言っている通り、黒人では利尿剤の反応性が高く、RAS阻害薬の反応性が低いのが要因とされています。そこの理由としてはいくつかの諸説がありますが、もともと黒人は食塩感受性が遺伝的に高いとされており、食塩摂取によって血圧上昇しやすい集団と言えます。つまり、Na^+を排泄させやすい「サイアザイド系利尿薬」は、Na^+を排泄させないRAS阻害と比較して、黒人にとっては降圧効果を受けやすい薬剤だということです。

これらのことから、高血圧のRCTで利尿剤が使用されている場合は、利尿薬の効果を過大に評価してしまわないよう、まず黒人の割合をチェックしてみること、そして黒人と非黒人でサブ解析をしているかという点を確認してみることをおすすめします（非黒人集団の第一選択としてRAS阻害 vs 利尿剤はどちらがより有効かという検討は、ALLHAT以外なかなか比較されていないようです[6)]）。

ちなみに本研究では「ドキサゾシン」に関しても検討されています[7)]。現在、「ドキサゾシン」が第一選択薬から外されている理由は、利尿剤と比較して、複合心血管イベント、脳卒中などのリスクを上昇させるという結果がこの試験で示されたからです。こういった関連情報も見逃せません。

【参考文献】
1) J Gen Intern Med. 2008; 23: 509-516. PMID: 18228109
2) 循環器トライアルデータベース® https://www.ebm-library.jp/circ/trial/index_top
3) JAMA. 1991; 265: 3255-3264. PMID: 2046107
4) Hypertension. 2012; 59: 1110-1117. PMID: 22526259
5) Ann Intern Med. 2013; 158: 447-455. PMID: 23552325
6) Cochrane Database Syst Rev. 2018; 11: CD008170. PMID: 30480768
7) Hypertension. 2003; 42: 239-246. PMID: 12925554

19 day

80 歳以上の高齢者に対する、降圧治療の有効性と安全性

N Engl J Med. 2008; 358: 1887-1898. PMID: 18378519

降圧治療が心不全や脳卒中などの回避に効果的であることは知られているが、80 歳を超える患者にとっても薬物療法が有益かどうかは明らかになっていなかった。特に、SBP を 140mmHg 未満にすると生存期間が短くなることも示唆されていたため、この試験では 150/80mmHg を目標にした降圧治療の有益性・安全性の検証が行われた。

研究デザイン：RCT、ランダム化比較試験（13ヶ国）

対象：P	80 歳以上で SBP ＞ 160mmHg の高血圧患者 （n=3,845、平均 83 歳） ※2ヶ月間のプラセボ服用で、SBP が 160〜199mmHg になった人が対象
介入：E	徐放性インダパミド 1.5mg（1）（不十分な場合はペリンドプリル追加）で 150/80mmHg まで降圧（n=1,933）
対照：C	プラセボ（n=1,912）
結果：O	主：致死性／非致死性脳卒中
期間：T	1.8 年（中央値 ）

1）インダパミド
『ナトリックス®』の商品名で販売されている、サイアザイド系に類似した利尿薬で、本態性高血圧症に保険適用がある。この HYVET 試験で用いられた 1.5mg の徐放製剤は日本では販売されていないが、1mg 錠（10.4 円）、2mg 錠（19.6 円）と非常に安価な薬。

結果

■致死性／非致死性脳卒中：HR＝0.70［95% CI：0.49-1.01］
（※カッコ内は 1,000 人/年で表記）
インダパミド群：51 例（12.4）vs プラセボ群：69 例（17.7）

□全死亡（p＜0.02）
インダパミド群：196 例（47.2）vs プラセボ群：235 例（59.6）
□心不全（p＜0.001）
インダパミド群：22 例（5.3）vs プラセボ群：57 例（14.8）
□非致死性あるいは致死性なすべての心血管イベント（p＜0.001）
インダパミド群：138 例（33.7）vs プラセボ群：193 例（50.6）

□有害事象（p＝0.001）
インダパミド群：358 例 vs プラセボ群：448 例
（試験薬によるものと判定されたものは インダパミド群：2 例 vs プラセボ群：3 例）

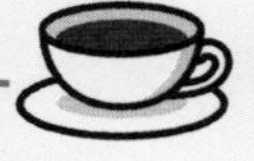

Break Time ～論文を読む時の Tips～

「類似研究との比較」

同じような被験者を対象に、似たような治療を行っているにもかかわらず、異なる結果が得られた研究があった場合は、その差がどこから生じたのかを考える良い機会になります（→P.147 参照）。2 つの試験の被験者集団の年齢や持病・人種・生活状況、行われた治療の内容や期間などに、結果を大きく左右するような違いはなかったか、改めて確認する必要があります。

相対リスク減少と治療必要数（NNT）で、受ける印象が変わることを学んだ論文

本研究では、主要評価項目である脳卒中の非調節ハザード比は 0.70［95% CI: 0.49-1.01］と、30%の減少が示唆されましたが有意差はついておらず（検出力不足の可能性がありそうですが）、副次評価項目である総死亡の非調節ハザード比は 0.79［95% CI: 0.65-0.96］と、21%の減少となっています。この数値を見ると、とても大きな効果のように見えますが、絶対リスク差はそれぞれ 0.53%/年、1.24%/年、つまり NNT はそれぞれ 189人/年、81人/年となります。この NNT をどう捉えるかというのは人によって違うとは思いますが、この数字は「大きい」と私は考えます。その理由は、今回の試験の対象者の年齢は 80 ～ 105 歳、平均年齢は降圧治療群で 83.6 歳、プラセボ群で 83.5 歳と高めであることです。

厚生労働省のデータ[1)]によると、令和元年の日本の 83 歳の平均余命は男性で 7.48 年、女性で 9.84 年となっています。本研究の対象者は、ヨーロッパや中国の患者が中心であり、2000 年代前半から中盤にかけて行われた試験なので、やや今の日本の事情とは異なるかもしれませんが、かなり高齢の方を対象にした研究です。例えば、平均余命を 10 年とざっくり捉えるとどうでしょうか。対象者が「寿命」で亡くなる可能性もある高齢者であることを考えると、「血圧を下げること」にはさほど強くこだわらなくても良いかもしれません。本人が薬を飲んでまだまだ長生きしたいと考えているかどうか、という点も重要だと思います。

ただし、本研究は高齢の患者を対象にしているとはいえ、それは高血圧以外に目立った持病の少ない比較的健康な患者です。そのため、ここで示された死亡率は同世代の一般的な死亡率より低めとなっている可能性があることに注意が必要です。

また、本研究では両群の平均の血清 K 値の変化に有意差はなかったようですが、他の研究[2, 3)]ではサイアザイド系利尿剤による介入で電解質異常などの有害事象が有意に多く認められていることもあり、適応する際には有害事象のリスクは考慮する必要があると考えます。

本研究の相対リスク減少率は、主要評価項目である脳卒中で 30%、副次評価項目である総死亡で 21% と大きく減少しておりインパクトがありましたが、NNT および対象の年齢を考慮すると、そこまで大きな差ではないようにも感じます。論文を読む際には、「相対リスク」と「NNT」の両面から結果を考えることが重要だと感じました。

「この薬はいつまで飲み続けるの？」という高齢患者の質問に答える情報として

高血圧は脳卒中の危険因子とされています。日本のコホート研究である吹田スタディ[4)]では、45 歳以降の男女における脳卒中発症の生涯リスクはおよそ 20%、5 人に 1 人が脳卒中を発症するリスクがあると示唆されています。

本研究は、80 歳以上で収縮期血圧が 160mmHg 以上の患者に積極的な薬物治療（利尿薬「インダパミド」、必要に応じて ACE 阻害薬「ペリンドプリル」を追加する）を行うと、プラセボ群と比べて、脳卒中を 30%減らすという結果でした。脳卒中のリスクが 3 割減るなら薬物治療を推奨したくなりますが、この治療をすべての高齢者に勧めて良いものかどうか、この試験に登録された人たちの患者背景はどのようなものだったのかをまず確認しました。

薬物治療群に登録された 1,933 人のベースライン特性を見ると、平均年齢が 83.6 歳、女性が 1,174 人（60.7 %）、BMI が 24.7 でした。BMI は男女すべての平均値であることを考えると、肥満気味の人が多く含まれているように見えます。また高血圧以外の既往歴がある人が多くありません。よって、高血圧以外には特に健康に問題のない高齢者が多く登録された試験と考えて良いでしょう。

ある時、80 歳代の女性がデイサービスからの連絡帳を持って受診されました。連絡帳には、「このところいつも血圧が高い」と記載されています。受診時の血圧は160/90mmHgで、本研究の患者背景に近い方です。処方薬は利尿薬ではなくCa拮抗薬のアムロジピン錠5mgでしたが、1ヶ月服用したところ収縮期血圧が130mmHg台まで低下しました。主治医は「薬を続けますか、どうしますか？」と患者に問いかけたそうですが、薬を受け取りに来た家族は「そんなことを聞かれてもわからないから、薬を出してもらうことにした」と少し困惑していました。そんな時には、この研究の結果を踏まえて、薬剤師から薬を継続することのメリットを伝えられるかもしれません。

こうした悩みを抱える患者は多いです。家族や介護スタッフが服薬管理に関与しているケースもありますが、指示通り服薬を続けられる人もいれば、途中で治療に疑問を感じる人もいるかもしれません。服薬に対する患者の意識は、いろいろな要因で揺らぐことが多いからです。治療を受ける本人はもとより、家族もそれを安心して見守り続けるためには、たとえ降圧薬1剤のみを続けているような患者であっても、血圧や体調変化を観察しつつ、いろいろな臨床試験の結果を踏まえながら、折に触れて服薬意義を説明するのが私たち薬剤師の大事な役割と言えるでしょう。

主要評価項目に有意差がついていないという結果の論文も、患者のために活用できるかもしれない

本研究の特筆すべきところは、これまで服用していた降圧薬を中止した上で、条件に当てはまる人を対象に介入を行っているデザインであることです。つまり、被験者はある程度健康な高齢者であると言えるでしょう。また、中間解析の時点で、治療群がプラセボ群に比べて脳卒中および全死亡のリスクが低かったことから、研究が中止されていることも注意が必要です（2年以降は大幅に被験者が減少しており、参考データとして見るようにした方が良さそうです）。なお、有害事象について見てみると、プラセボ群で有意に多い（358例 vs 448例、$p = 0.001$）こと

がわかりますが、項目の記載がなく、詳細がわかりません。血圧を下げなかったことによる弊害の可能性は高そうです。薬剤によるものは少ない（2 例 vs 3 例）という点も考慮し、有害事象の内容に対して、懐疑的な視点を持っても良いかと思います。

適用を考えていくと、まず日本人の平均寿命は男性 81.41 年、女性 87.45 年であり[1]、その中でも生活習慣病のない高血圧患者は極めて少なく、本研究に当てはまる患者は稀であるのが実状と思われます。しかし、この研究結果が参考にならないというわけでは決してありません。例えば、80 歳以上で血圧をすごく気にする患者、あるいは健康意識の高い患者への薬剤投与を考える上では、その降圧のメリットはとても大きいと言えるのかもしれません。事実、Figure 2 からも、2 年で収縮期血圧が約 15mmHg 低下したことがわかります。短期間で血圧が下がることは明らかですし、副次評価項目を見ても患者の満足度向上やイベント予防につながりそうです。

補足ですが、少し若年層である 60 歳以上を対象にした研究でも、降圧治療が死亡率を下げるという結果が報告されています[5]。他にも、介護施設に入居した人を対象にした研究では、収縮期血圧 120mmHg 以下にすると死亡率の上昇を招くという報告がある[6]一方で、CVD リスクを抱える 75 歳以上の患者を対象にした研究（サブ解析）では、収縮期血圧は 120mmHg 以下の方が 140mmHg 以上よりも死亡率が低いという結果も得られています[7]。このように、同じ介入でも患者背景によって得られる結果が異なる場合もあるため、目の前の患者がどのような背景であるかはしっかりと見極める必要があります。

また、主要評価項目には有意差がついていないことから、「薬を飲みたくない」という患者には、薬物治療を無理に勧める必要はないとも言える結果なのかもしれません。高齢者の場合、残りの人生を考えた時に、無理した生活を送るよりも患者の希望に沿った医療を提供することも重要であると思います。飲みたい人は飲んでも良いし、飲みたくない人は飲まなくても良い、という選択ができる研究結果と言えそうです。

【参考文献】
1）厚生労働省．令和元年簡易生命表の概況.
https://www.mhlw.go.jp/toukei/saikin/hw/life/life19/index.html
2）JAMA. 2002; 288: 2981-2997. PMID: 12479763
3）Lancet. 2000; 356: 366-372. PMID: 10972368
4）Stroke. 2010; 41: 1552-1554. PMID: 20489172
5）Cochrane Database Syst Rev. 2019; 6: CD000028. PMID: 31167038
6）Age Ageing. 2016; 45: 826-832. PMID: 27496923
7）JAMA. 2016; 315: 2673-2682. PMID: 27195814

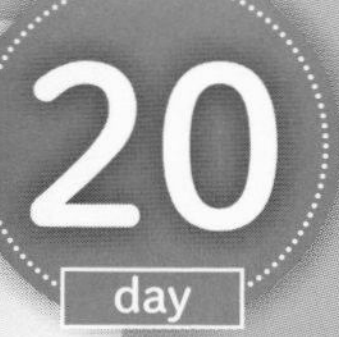

β遮断薬／CIBIS-Ⅱ試験

心不全に禁忌とされてきた「β遮断薬」は、心不全の治療薬となり得るか

Lancet. 1999; 353: 9-13. PMID: 10023943

β遮断薬は、陰性変力作用によって左室の収縮力を低下させることから、心臓が弱っている心不全には禁忌と考えられてきた。しかし、実際にはβ遮断薬を使うと左室機能は改善されることが報告され、治療薬としての可能性が議論されるようになった。そこで、こうした左室機能の改善が、慢性心不全の予後にどう影響するのか、β遮断薬である「ビソプロロール」の有用性を検証する試験が行われた。

研究デザイン：RCT、ランダム化比較試験（ヨーロッパ）

対象：P	NYHA Ⅲ～Ⅳ度、EF ≦ 35%（1）の心不全患者（n=2,647、平均61歳）
介入：E	ビソプロロール1.25mg（n=1,327）
対照：C	プラセボ（n=1,320）
結果：O	主：全死亡
期間：T	1.3年（平均値、早期中止）

結果

■全死亡：HR＝0.66［95% CI: 0.54-0.81］
ビソプロロール群:156例（11.8%）vs プラセボ群:228例（17.3%）

□すべての原因による入院（p＝0.0006）
ビソプロロール群：440例（33%）vs プラセボ群：513例（39%）

1）左室駆出率（EFまたはLVEF：Left Ventricular Ejection Fraction）
心臓の左室の収縮機能の指標。1回の拍出量／左室拡張末期容積の%で表され、50～80%が正常とされる。なお、心不全には左室駆出率が低下した心不全（HFrEF：Heart Failure with reduced Ejection Fraction）ばかりでなく、左室駆出率が50%以上に保たれた心不全（HFpEF：Heart Failure with preserved Ejection Fraction）も多い。「HFpEF」は高血圧を患う高齢の女性に多いが、「HFrEF」と違って十分に効果的な治療法が確立されていない。

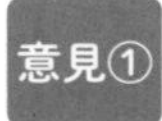

医療では「常識」が変わることがある、ということを学んだ論文

医療は日進月歩のため、数年前までは常識とされていたことが、いつの間にか非常識に変わっている、ということがしばしば起こります。例えば、この研究で用いられている「ビソプロロール」などのβ遮断薬は、心筋の収縮力を弱める「陰性変力作用」を持つことから、もともと心臓のポンプ機能が弱っている心不全の人に使うと、ただでさえ弱っている心臓の働きをさらに弱めてしまうと考えられてきました。そのため、β遮断薬は心不全の患者に使うと悪影響が出るとされ、「禁忌」として扱うのがかつての常識でした。しかし、1975年に初めてβ遮断薬の心保護効果が報告[1)]されてから様々な研究が進み、このCIBIS-Ⅱ試験では、左室機能の改善によって最終的に慢性心不全患者の死亡リスクを抑制し、予後を改善することも示されました。こうした研究結果によって、それまで心不全に「禁忌」とされてきたβ遮断薬は、むしろ「治療薬」として使われるようになるという大転換が起こりました。以前の常識とは全くの真逆になった、ということです。

このβ遮断薬のように、新しい研究によって、既存の薬にそれまで知られていなかった意外な効果や有用な使い方が見つかることもあれば、逆にこれまでは理論上効果的だろうとされてきた薬が実は有益でなかったと判明することも、あるいはこれまで安全と思われてきた薬が実は安全でなかったと判明することも、よくあります。医療ではこうした「常識」の変化がよく起こるため、「未来永劫、絶対にコレだけが正しい」といった姿勢ではなく、「現時点ではコレが最も妥当と思われる」という姿勢で情報を評価し、その情報は常に新しいものにアップデートし続けることが大切です。

特に、こうした情報のアップデートは、添付文書やガイドラインの改訂を待っているだけでは対応が遅れてしまう可能性があります。実際にこのβ遮断薬についても、1975年頃から臨床試験では効果が示されてはいたものの、CIBIS-Ⅱ試験などの結果が発表される1998～1999年頃まではあまり治療に用いられることがなかったようで、「きちんと使えば年間1,900人の死亡を回避できる」と薬の認識や使い方に警鐘を鳴らす見解が1995年に発表されています[2)]。

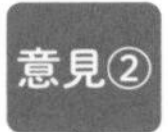

論文から得た情報を現場で活用する際は、被験者の病態や併用薬、投与量の差、早期終了の影響なども考えて

一言で言えば、「ビソプロロール」の圧倒的効果を見せつけられた試験です。被験者は平均年齢61歳、左室駆出率（EF）が35％以下、NYHA III～IV度というかなり予後の悪い心不全患者で、実際に一次アウトカムの総死亡はプラセボ群で年率13.2％にも達しています。そのような予後の悪い患者の死亡リスクを「ビソプロロール」は年率8.8％に低下させたのですから、RRRとして33％、ARRとして4.4％という差はかなり大きいです。そもそも、死亡というアウトカムは当然ながら心血管イベント全体と比べると発生は少なく、かなり長期的に追跡しないとわかりにくいものですから、そのようなアウトカムを平均1.3年の追跡期間で、よく有意差が出たな（よくそんなに効いたな）という感想が率直なところです。

研究デザインの妥当性についても、特別疑わしい点も見当たらない感じです。また、結果を1つ1つ見ていくと、「ビソプロロール」は入院も当然ながら抑えられており、おそらく突然死を大きく減らしている点が一次アウトカムの有意差につながっているような印象があります。

ただし、後に出たサブグループ解析[3)]によれば、「ビソプロロール」は低用量（2.5または3.75mg）、中用量（5または7.5mg）、高用量（10mg）のいずれにおいても死亡抑制効果を示していますが、この結果の解釈には注意が必要かもしれません。研究プロトコルとしては「忍容性の限り増量すること」となっていたようですから、この論文の結果を実際のケースに適用するにあたっては無理のない範囲で増量すべきであって、決して「ごく少量でも有効だ」ということにはなりません。また、この試験に組み入れられた患者はNYHA III度とIV度であって、さらに利尿薬とACE阻害薬の併用は必須になっていたので、対象患者の重症度の確認と、まずは利尿薬とACE阻害薬を先に使用してみることが必要になってきます。

なお、この研究は死亡のような重大なアウトカムで早期から（中間解析の時点で）有意差が認められたために、当初設定した追跡期間を待たずに早期終了となっています。一般的に、早期終了した研究の結果は過大に評価されている可能性があることと、長期的な予後は不明であることから、結果は少し控えめに捉えた方が良いかもしれません。

上述のように、「ビソプロロール」が有効なのはどのような患者かという点に注意が必要であることとともに、1つのRCTのみから特定の治療を推奨するのは少し気が早いということも意識して、他の似たような論文を探して読んでみる必要性も感じられると思います。

意見③ 薬理作用から臨床での効果を完璧に予測することはできない、だからこそ論文を読むことが重要と知った

本研究では、β遮断薬が左室駆出率の低下した慢性心不全患者の全死亡率や入院リスクを軽減することが示されています。既に使われている薬に何か新しい一面が見つかるのは珍しいことではありませんが、これまで薬理作用上は「禁忌」と考えられてきた薬に「治療薬」としての可能性が見出される、なんてことまでが現実に起こり得るという事実は、薬理作用だけで臨床的な有益性を推し量ることには限界がある、という教訓になると思います。これは例えば、新薬の情報を見る際、「○○受容体との結合力が既存薬の△△倍」「○○受容体だけでなく□□受容体にも作用」といった情報だけで臨床的な効果を安易に思い込んでしまうのではなく、それはそれで1つの判断材料として、実際のところこの薬を使った患者はどうなるのか、という臨床試験の結果にも注目して考える習慣につながると考えています。

一方で、最近になってまたこの認識にも新たな疑問が呈されています。それは、心房細動を伴う症例にはβ遮断薬の効果が得られないとする報告[4]もあることです。しかも、これに対して効果を示唆する報告[5]もあり、結局のところどうなのかよくわからないのが現状になっています。こうした効果差はβ遮断薬で十分に心拍数がコントロールできなかったなどの原因が考えられていますが、今後の検討が必要とされています[6]（このような臨床的な効果の細かな違いの理由や原因を探る際には、今度は薬理作用の知識が役立つかもしれません）。

こうしたよくわからない状況でも、医師や薬剤師は現場で何らかの判断をしなければなりません。いざそういった状況に置かれた際は、わからないなりに、自分が集められる情報と知識・経験から全力で考えて自分の意見を述べることが大切ですが、その時に使える情報・知識・経験は日頃から少しずつ増やしておくことが大事だと思います。

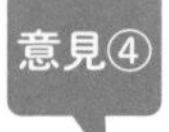

目の前の患者に有益な治療を提供するために、論文情報の活用が大事である理由がわかる論文

心不全にβ遮断薬、現在は当たり前の治療になっています。しかしこの治療法が広く行われるようになったのは約20年前と、その治療の歴史は意外と浅いです。β遮断薬は陰性変力作用を有すことから左心室の収縮力を低下させるため、そもそも心不全に禁忌、つまり「薬理作用がそのまま実臨床での定説」とされてきた背景があります。この認識が大きく変わったのは1993年に発表されたMDC試験[7]からです。しかし大もとを辿ってみると1975年に、Waagsteinらが慢性心不全に対するβ遮断薬の有用性（ただし著効例7例の症例報告）を示唆しているのが始まりです[8]。

さて実際、心不全に対する選択的β遮断薬の効果はどの程度なのでしょうか。「ビソプロロール」を用いた本研究を見てみましょう。対象は左心室駆出率（EF）が35％未満の心不全患者です。「ビソプロロール」

とプラセボを比較したところ、年間死亡率はプラセボ群 13.2%に対してビソプロロール群 8.8%と有意に低値でした（$p<0.0001$）。さらに心血管死亡や心不全による入院も「ビソプロロール」の使用で減少していました。

もちろん注意点もあります。特に注意しなければならないことは、低用量から開始する、ということです。冒頭にも記載しましたが、β遮断薬には陰性変力作用があるため、特にβ遮断薬の導入期には心不全の悪化を招く可能性があります。そのため、β遮断薬はまず低用量から開始し、治療効果や忍容性を確かめる必要があります[9-13]。このことを踏まえて、私は心不全患者に対するβ遮断薬の初回処方時には、開始用量についてより慎重に監査するようになりました（用量について疑義があれば、この論文のような根拠をもって医師へ照会できるようにもなりました）。

現在行っている治療は、数年後には妥当性が低いと示されるかもしれません。特に、○○という作用があるから△△である、という「薬理作用」を根拠にした定説は、実際に臨床試験を行うことで覆ることがよくあります。薬剤師をはじめ医療従事者が、常に論文情報を学び続ける理由はここにあるのではないでしょうか。論文情報を知ること、そしてその情報を活用していくことで、目の前の患者に有益な治療をいち早く提供できるようになると、私は信じています。

【参考文献】

1）Circulation. 1989; 80: 551-563. PMID: 2548768
2）J Am Coll Cardiol. 1995; 26: 1432-1436. PMID: 7594066
3）Eur Heart J. 2003; 24: 552-559. PMID: 12643888
4）Lancet. 2014; 384: 2235-2243. PMID: 25193873
5）JACC Heart Fail. 2017; 5: 99-106. PMID: 28089316
6）日本循環器学会／日本心不全学会合同ガイドライン．急性・慢性心不全診療ガイドライン（2017 年改訂版）．
https://www.j-circ.or.jp/old/guideline/pdf/JCS2017_tsutsui_h.pdf
7）Lancet. 1993; 342: 1441-1446. PMID: 7902479
8）Br Heart J. 1975; 37: 1022-1036. PMID: 1191416
9）J Geriatr Cardiol. 2014; 11: 329-337. PMID: 25593582
10）J Am Coll Cardiol. 2008; 52: 190-199. PMID: 18617067
11）Eur J Heart Fail. 2007; 9: 901-909. PMID: 17581778
12）Eur Heart J. 2004; 25: 1341-1362. PMID: 15288162
13）Heart Fail Rev. 2012; 17: 589-595. PMID: 21688185

COLUMN　エビデンスレベル

科学的根拠（エビデンス）は、「ある」か「ない」かの二元論ではなく、「どの程度のものがどのくらいあるのか」で把握することが大切です。その際、信頼度の1つの目安になるのが「エビデンスレベル」です。これは、偶然やバイアスによって結果が歪められる可能性が低い研究デザインで行われた臨床試験ほど信頼性が高い、という考えに基づくものです。最も信頼性が高いものが「システマティックレビューのメタ解析」、次いで「ランダム化比較試験（RCT）」、続いて「ランダム化を伴わない比較試験」「コホート研究や症例対照研究」「症例報告」「専門家個人の意見」と順に位置づけられています。

しかし、実際には研究デザインだけでなく、臨床試験の追跡期間や被験者の脱落率、サンプルサイズ、盲検の方法などによっても、偶然やバイアスの影響は大きくなるリスクがあります。そのため、粗のあるRCTよりもよくデザインされたコホート研究の方が信頼できそう……と判断されるようなことも起こります。

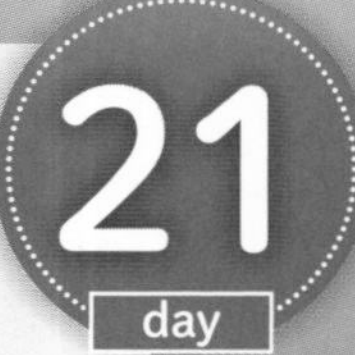

スピロノラクトン／RALES 試験

アルドステロン拮抗薬「スピロノラクトン」は、心不全患者の予後を改善するか

N Engl J Med. 1999; 341: 709-717. PMID: 10471456

心不全では、心拍出量や血圧低下に対する代償として、レニン・アンジオテンシン系（RAS）が亢進するが、この RAS 亢進が長く続くと動脈硬化や臓器障害の原因にもなる。「ACE 阻害薬」では RAS を完全に抑制できないため（アルドステロン・ブレイクスルー（⚑1））、RAS の最下流にあるアルドステロン受容体をブロックする「スピロノラクトン」に注目が集まった。そこでこの試験では、重症心不全で既に標準治療を受けている患者に「スピロノラクトン」を追加することで、心不全の予後を改善できるかどうかの検証が行われた。

研究デザイン：RCT、ランダム化比較試験（15ヶ国）

対象：P	NYHA III～IV度、EF＜35％の心不全で、ACE 阻害薬およびループ利尿薬、ジゴキシンで治療を受けている患者（n＝1,663、平均 65 歳）
介入：E	スピロノラクトン 25mg/日（n=822）
対照：C	プラセボ（n=841）
結果：O	主：全死亡
期間：T	24 ヶ月（平均値）

結果

■全死亡：RR=0.70［95% CI: 0.60-0.82］
スピロノラクトン群：284 例（35%）vs プラセボ群：386 例（46%）

□心不全の悪化による入院：RR=0.70［95% CI: 0.59-0.82］
□心不全の重症度の推移（NYHA 分類）（p＜0.001）
スピロノラクトン群：改善 41%、21%不変、38%悪化
プラセボ群　　　　：改善 33%、18%不変、48%悪化

□重篤な高 K 血症（p=0.42）
スピロノラクトン群：14 例（2.0%）vs プラセボ群：10 例（1.0%）
□男性の女性化乳房や乳房痛（p＜0.001）
スピロノラクトン群：61 例（10%）vs プラセボ群：9 例（1%）

1）アルドステロン・ブレイクスルー

「ARB」や「ACE 阻害薬」でレニン・アンジオテンシン系を抑制していても、何らかの原因で「アルドステロン」が増えてしまう現象のこと。ACE を阻害することで大量に蓄積した「アンジオテンシンⅠ」が、フィードバック作用で「レニン」活性を高める、ACE とは別の「キマーゼ」を介して「アンジオテンシンⅡ」が産生される、「レニン」の前駆物質が「アンジオテンシンⅡ」を介さない経路で「アルドステロン」を産生する、といった機序が考えられている[1, 2]。抗アルドステロン薬である「スピロノラクトン」や「エプレレノン」で抑制できるとされている[3]。

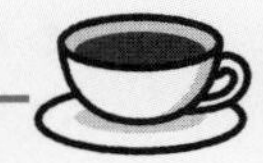

Break Time ～論文を読む時の Tips ～

「昔の論文は読みにくい？」

最近の論文では「主要評価項目」と「副次評価項目」が明確に区別され、「サンプルサイズの根拠」や「ランダム化や盲検化の方法」も記載されたものが多いですが、2000 年より以前の論文には、こうした情報が記載されていないものもたくさんあります。論文の記載内容も時代によって変化しています。

有効性や安全性が示されたのは、「どんな特徴を持つ集団だったのか？」を確認することの大切さを学んだ

本研究では、既にACE阻害薬やループ利尿薬・ジゴキシンで治療を受けているNYHA III～IV度の心不全患者に対して、アルドステロン拮抗薬の「スピロノラクトン」を追加することで、死亡率や入院頻度を抑制、心不全の重症度も改善することが示されました。さらに、アルドステロン拮抗薬でよく問題となる重篤な高K血症も少なかったことから、「スピロノラクトン」の高い有効性・安全性を示唆する研究だと言えます。しかし、この報告をもとに「心不全患者には“スピロノラクトン”が安全で効果的だ」と言い切ってしまうと、やや拡大解釈になってしまいます。1つの臨床試験で示された有効性・安全性は、あくまでその臨床試験に参加した患者で得られたものであって、その参加者と背景や状況が大きく異なる患者にも同じように薬を使うと、全く違った結果になってしまう可能性があるからです。

実際、カナダでは本研究の結果を受けて「スピロノラクトン」の処方量が1,000件中34回から149回へと増えた結果、高K血症による入院率が1,000件中2.4件から11.0件、死亡率が1,000件中0.3件から2.0件へと急増したことが報告されています[4)]。これは、本研究の対象が平均65歳と比較的若く、合併症も少ない集団であったのに対し、カナダで実際に処方された人の多くは75歳以上の高齢者で、合併症も多い集団だったことが影響したと考えられています。

これは、臨床試験で対象になった集団と、実際に処方される集団とで背景が異なる場合、臨床試験では見えていなかった「思わぬリスク」が顕在化することがある、という教訓になる事例だと思います。薬剤師が薬の有効性や安全性を考える際には、臨床試験の結果を踏まえる必要がありますが、その際には「どんな特徴を持つ集団」を対象に行った臨床試験で得られた結果なのか、それは目の前の患者と近しい特徴のある集団なのかを慎重に評価し、主語が大きいまま薬の効果を語らないように注意する必要があります。

意見② 副作用の乳房痛と、狭心症の発作を間違えて不安を感じないよう、服薬指導に盛り込んだ

「スピロノラクトン」の副作用として最もよく知られているのは、高K血症ではないでしょうか。本研究の結果が発表され、「スピロノラクトン」の処方率が高くなった結果、高K血症による入院や関連する死亡率が上昇したという報告もあります[4)]。高K血症には当然注意を払う必要があります。

加えて「スピロノラクトン」は構造式にステロイド骨格を有し、エストロゲン様作用を持っていることが知られています。しかし、こうした構造式や薬理作用の情報から、どの程度の頻度で起こる副作用なのか予測することは困難です。そこで、本研究のような臨床研究の結果から得られる情報が重要となってきます。

本研究において、有害事象として男性の女性化乳房または乳房痛はスピロノラクトン群で10%、プラセボ群で1%と、「スピロノラクトン」を服用している群で高くなっています。また、乳房痛だけで見ると、スピロノラクトン群で2%、プラセボ群で0.1%となっています。すべての女性化乳房に痛みを伴うわけではないですが、痛みが起こると薬剤を中止せざるを得なくなることもあります[5)]。しかし、そもそも「スピロノラクトン」は、うっ血性心不全や高血圧症に用いられる薬剤です。循環器系で胸痛を訴える疾患として有名なものに、心筋梗塞や狭心症が挙げられます。もしかすると、乳房痛を心筋梗塞や狭心症の発作ではないかと感じ、不安に思うかもしれません。

そこで、服薬指導の際にはこれら「スピロノラクトン」の副作用による乳房痛と、狭心症や心筋梗塞による胸痛の区別の方法を簡単にでも伝えておくと良いと考えています。狭心症や心筋梗塞による胸痛は、突然強い痛みが起こるものであり、背部や腹部への放散痛（⚑2/ → P.144）を伴う場合も多いと言われています。「スピロノラクトン」の副作用による乳房痛は突然起こるものではなく、一般的に服用期間中徐々に起こってくるものと考えられます。また、乳房のしこりや腫れを伴うことも特徴です。これらの違いをあらかじめ伝えておくことで、薬の副作用と狭心症や心筋梗塞の胸痛を間違えて不安を抱くような事態は減らせられるはずです。

この女性化乳房や乳房痛は薬理作用によるものであり、治療期間や用量に依存します。通常は両側性ですが、片側性の症例の報告もあります[6)]。服用開始時のみならず服用中は常に起こり得る副作用なので、服薬指導時には定期的に確認しておくと良いと思います。

意見③ どれだけ有効性を示した治療であっても、正しく行わなければ有害になる可能性もあるという教訓

左室駆出率が35%未満の重症心不全患者に対して「スピロノラクトン」が総死亡リスクを大きく減らすということを示したインパクトある研究です。結果的には、年齢や心不全の原因（虚血性か非虚血性か、左室駆出率、NYHA分類、併用薬の有無）によらず心不全患者の予後を改善したことを示しています。

ちなみに、一次アウトカムで言うと、総死亡リスクはスピロノラクトン群でハザード比として0.70と示されていますが、ARRを計算してみると、ARR＝11.4%となり、よってNNTは9人ということになります。平均追跡期間が24ヶ月なので、9人の心不全患者2年間に「スピロノラクトン」を投与すると、そのうち1人は薬のおかげで命が救われることになります。これは循環器領域の様々な論文を読むとわかりますが、ものすごく効果が際立っている治療です。

2）放散痛（→ P.143）
胸の痛みが特徴である心筋梗塞などの虚血性心疾患でも、胸の痛みを自覚することなく、背中や肩、下顎、顔に「放散痛」があるだけだった症例が報告されている[7)]。広範囲に漠然とした痛みがある、痛みの場所がハッキリしない、痛む場所を押しても痛みが強くならない、といった痛みは、「放散痛」である可能性がある。

しかし、研究デザインは二重盲検ランダム化比較試験で、ITT解析も行っているということなのですが、ランダム化の方法や割付の隠蔽については書かれていません。1990年代後半の研究なので、当時あまり重要ではなかったのかもしれませんね。国際的多施設研究なのでそこは好意的に解釈もできますが、検査結果が医師や患者にわからないようにしているかどうかは不明です（多分隠していない）。検査結果がわかると、血圧や血清K値の上昇などでその患者がプラセボと実薬とどちらに割り付けられているのかわかってしまいます。ただ、それがわかったところで、併用薬などの治療はそれなりに規制されており、一次アウトカムは総死亡という患者や治療者の恣意性が入りにくいアウトカムであるため、特に問題ない気もします。

ちなみに、中間解析の時点で結果に大きな差がついていたために早期終了した研究でもあるようです。当初設定した研究期間を短縮すると、たまたま一番差がついたところで終了してしまった可能性もあり、結果を過大に評価している懸念もあります。

これらの点から、心不全患者の予後を「スピロノラクトン」が改善していることをこの研究が示しているのは間違いないと思いますが、実臨床セッティングではそこまで圧倒的な差ではない可能性もあるかもしれません。そういえば、実臨床セッティングといえば、このRALES試験には後日談があって、1994年から2001年までのカナダ・オンタリオ州の130万人の処方や入院記録のデータベースを解析した結果、本研究の前に比べて「スピロノラクトン」の処方は5倍に増えたが、高K血症による入院や院内死亡も3倍に増え、心不全による入院も減っていなかった、という報告があります[4)]。これはおそらく、実臨床セッティングではきちんとカリウム値がモニタリングされていないとか、本研究では除外されていた高K血症になりやすい患者（腎障害など）にまで「スピロノラクトン」が投与されたのが原因ではないかと考えられています。これらのことは、どれだけ強い有効性を示したエビデンスのある治療であっても、正しく行われなければ有益となるどころか有害となる可能性すらあることを図らずとも示しています。

【参考文献】
1) J Endocrinol. 1981; 91: 457-465. PMID: 7035596
2) Hypertension. 2002; 40: 28-33. PMID: 12105134
3) Hypertension. 2003; 41: 64-68. PMID: 12511531
4) N Engl J Med. 2004; 351: 543-551. PMID: 15295047
5) Nat Rev Endocrinol. 2014; 10: 684-698. PMID: 25112235
6) Int J Appl Basic Med Res. 2018; 8: 45-47. PMID: 29552536
7) J Am Dent Assoc. 2007; 138: 74-79. PMID: 17197405

COLUMN 相反する結果を示した論文に出合った時は……？

臨床試験の結果をいろいろと見ていると、「Aという薬で死亡率が軽減された」という論文と「Aという薬では死亡率が上がった」というような、全く逆の相反する結果を示す論文に出合うことがあります。こんな時は、どちらかが虚偽の報告をしているのではないかと疑うべきなのでしょうか？　もちろん明らかにおかしな結果の解釈には気をつけなければなりませんが、一般的にまずお勧めしたいのは「被験者集団の違い」を確認することです。

例えば、HYVET試験（→ P.126参照）では80歳以上の高齢者に対する降圧治療は有益であるという結果が得られていますが、同じく80歳以上の高齢者に対する降圧治療において、（安定していれば）血圧は低い人ほど死亡率が高いという結果を示す論文もあります[1)]。この2つの論文は、一見すると相反する結果を示していて、矛盾するように思えます。しかし、患者背景を見てみると、HYVET試験の被験者は「2ヶ月間のプラセボ投与期間に耐えられた人」、つまり「薬を飲まなくてもわりと平気な高血圧患者」です。一方、後者の論文[1)]の被験者は2型糖尿病や脳卒中・冠動脈疾患・心不全などを合併している患者が多く、「高血圧以外にも持病の多い患者」と言えます。つまり、これら2つの論文は矛盾した結果を示しているのではなく、降圧治療というものは、持病などの患者背景によって有益か有害かが細かく変化する可能性がある、と考えることができます。

似た介入で相反する結果が得られた論文に出合った時は、こうした患者背景の他、薬の用量や追跡期間、診断基準、試験を実施した国などにも注目すると、新しく見えてくるものがあるかもしれません。

【参考文献】

1）J Am Geriatr Soc. 2007; 55: 383-388. PMID: 17341240

心筋梗塞後の不整脈を、抗不整脈薬で抑制することの有益性

N Engl J Med. 1991; 324: 781-788. PMID: 1900101

心筋梗塞発症後には、軽い心室期外収縮（⚑1）や非持続性心室頻拍といった不整脈の症状が現れることがある。こうした不整脈や左心室機能不全は、心臓死のリスクになることが知られているため、抗不整脈薬を使って治療されることが多いが、この治療が実際に死亡リスクを軽減できるかどうかは明確になっていなかった。そこで、軽度の不整脈を抑制することが有益かどうか、当時期待されていた新薬のＩｃ群抗不整脈薬（⚑2）「エンカイニド」や「フレカイニド」を使って検証する試験が行われた。

研究デザイン：RCT、ランダム化比較試験（アメリカ）

対象：P	心筋梗塞の発症後６日～２年で、エンカイニドあるいはフレカイニドで不整脈症状を抑制できた患者（平均 61 歳、18 時間以上のホルター心電図で心室期外収縮が平均６回 / 時以上）
介入：E	エンカイニド（n=432）、フレカイニド（n=323）
対照：C	プラセボ（n=743）
結果：O	主：不整脈による死亡、あるいは心停止からの蘇生
期間：T	10 ヶ月（平均値）

結果

■死亡および心停止：RR=2.64［95% CI: 1.60-4.36］
・不整脈による死亡あるいは心停止
エンカイニド／フレカイニド群：43 例 vs プラセボ群：16 例
・心停止からの蘇生
フレカイニド／エンカイニド群：5 例 vs プラセボ群：1 例

□不整脈以外による死亡あるいは心停止（p=0.0107）
フレカイニド／エンカイニド群：17 例 vs プラセボ群：5 例
□非致死性の不整脈
エンカイニド／フレカイニド群：0 例 vs プラセボ群：1 例
□有害事象：有意差なし

1）期外収縮
心臓のペースメーカーである「洞結節」とは別の場所から電気信号が流れることで、脈拍が１拍飛んだりする現象のこと。心房で起きるものを「心房性期外収縮」、心室で起きるものを「心室期外収縮」と呼ぶ。自覚症状のない人も多いが、中には動悸や違和感として感じることもある。心筋梗塞などを起こしていなくても、加齢によっても増える。

2）Ic 群抗不整脈薬
発作性心房細動などの除細動に使われることが多い、「Na チャネル遮断薬」に分類される抗不整脈薬。この CAST 試験の結果を受けて、心臓に基礎疾患がある人や心機能が低下している人には基本的に使われなくなった。「エンカイニド」や「フレカイニド」の他、「ピルシカイニド」「プロパフェノン」などが該当する。

Break Time ～論文を読む時の Tips～

「撤回論文」

PubMed で論文を検索していて、上部に赤文字で「！ Retracted article」と表示される論文があります。これは、データの不備や捏造などの理由によって撤回された論文であることを意味します。論文が撤回されても、その論文を引用した他の研究やメタ解析、ガイドラインなどはそのままであることも少なくないため、解釈には注意が必要です。

意見① 「真のアウトカム」か「代用のアウトカム」かを意識するきっかけになった論文

「不整脈の症状があるので、抗不整脈薬でその症状を抑える」という治療は、一見すると非常に理に適ったもののように思えます。今、身体に現れている症状・異常を薬で減らす・抑えるというのは、とても正しい理論だからです。実際、心筋梗塞後の患者を対象にした本研究でも、「エンカイニド」や「フレカイニド」で治療をした群では非致死性の不整脈が検出されておらず、不整脈の症状はしっかりと抑え込めていることになります。しかし、この薬物治療が患者にとって望ましいものだと言えるかというと、そうとも限りません。薬で不整脈の症状は減らせても、死亡率は高くなってしまうことが示唆されたからです。

臨床試験では、介入の結果、被験者がどういった結果に至るか（アウトカム）が評価されます。この「アウトカム」は研究の目的によって様々なものが設定されますが、患者の人生に重大な影響を与え得る「真のアウトカム（例：死亡率、生存率、QOL など）」と、患者の人生に直接大きくは影響しないが病状や予後の指標となる「代用のアウトカム（例：血圧、血糖値、腫瘍の大きさなど）」に分けることができます。この「代用のアウトカム」は、介入の影響をより短い期間で評価できるため便利な指標ではありますが、それが必ずしも「真のアウトカム」に結びつくとは限らないことに注意が必要です。薬が非致死性の不整脈を減らしても、生命予後は改善されるどころか悪化してしまった本研究と同じように、薬で HbA1c 値は下がったが心血管疾患リスクは抑制されなかった、薬で腫瘍の大きさは小さくなったが生命予後は改善されなかった、といったことは様々なところで起こり得るからです（医療現場以外にも目を向ければ、勉強時間は増えたけど成績は伸びなかった、打率やボール支配率は高くなったがチームの勝率は変わらなかった、といったことも似たような現象です）。

私たち薬剤師は、薬のことを考える際に「血圧を下げる薬」や「血糖値を下げる薬」といった風に薬理作用に注目することが多いです。しかし、その薬が患者の検査値（代用のアウトカム）ではなく人生（真のアウトカム）にどう影響するのか、といったところにも意識を向けて、薬物治療の是非を考えることが大切です。本研究は、こうした「アウトカム」の違いを意識する必要性を教えてくれる研究だと思います。

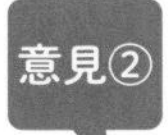

「効果が期待されている新薬」という言葉には危険な力がある

本研究では、心筋梗塞後の不整脈患者に対して抗不整脈薬を使う場合と使わない場合とで比較したところ、薬を使わない方が死亡率は低く抑えられた、という結果が示されています。つまり、「薬を使わない方がマシだった」ということです。

自分が心筋梗塞を起こした後に不整脈の症状がある人の立場になったら、「不整脈の症状を抑える薬」というのは、とても魅力的に見えるはずです。きっと、多少の副作用くらいは我慢してでも真面目に飲み続けると思います。特に、当時これらの薬は大きな効果を期待されている新薬でした。もし自分が治験に参加するなら、プラセボ群よりも期待の新薬を使う実薬群の方になったら良いな、と考える人も多いのではないでしょうか。しかし、有効性や安全性がまだ確立していない段階では、「効果が期待されている」と同時に「薬を使わない方がマシだった」という結果になる可能性も大いにある、という前提を忘れてはいけません。そもそも、プラセボ群で明らかに不利益な結果が得られるということがわかっているのであれば、わざわざ臨床試験を行って検証する必要はありません。プラセボ群の方が良い結果になる、つまり薬は使わない方が良い可能性もあるから、時間と労力をかけてまで臨床試験を行い、比較検証するのです。

しかし、「期待の新薬」と言われると、この可能性をうっかり失念してしまいそうになります。事実、この原稿を書いている2020年5月現在、新型コロナウイルス感染症（COVID-19）に対し、有効性や安全性が確立された治療薬は存在しません。ところが、テレビでは連日のようにコメンテーターや芸能人たちが特定の薬をまるで「夢の特効薬」であるかのように扱い、「全員に薬を配るべきだ」「ダメ元でも良いから薬を使わせてあげるべきだ」と声高に叫んでいます。この光景を見て、私は「期待の新薬」という言葉には、まだ有効性・安全性が確立していない、「使わない方がマシかもしれない候補薬に過ぎない」という事実を忘れさせるだけの"魔力"があるように感じました。

本研究のように、「期待の新薬」でも場合によっては「使わない方がマシだった」という結果になることは、決して珍しいことではありません。言葉の力に惑わされて薬の実態を見誤らないよう、薬剤師は医学論文などの科学的根拠を参照し、薬に期待できる効果を客観的に評価する習慣を身につけることが大切です。

1つの論文をじっくり読むことで、その病気や薬の背景知識を学び、薬剤師としての対応を考えることができる

論文を読む際、その内的妥当性の吟味をしただけで、その論文全体をわかったような気になってしまうことがあります。そのような時は、論文で用いられた用語、評価方法、病態、あるいは薬理などの背景知識を改めて勉強し直すようにしています。

例えば本研究では、背景知識としてどんなことが調べられるでしょうか。私がこの論文を初めて読んだ時は、心室性不整脈について詳しいとは言えない状況でした。そこで、改めて「心室性期外収縮」や「非持続性心室頻拍」とは何かを調べ直しました。心筋梗塞既往のある患者から動悸や頻拍の訴えがあった際に、それは受診勧奨が必要な兆候なのか、あるいは緊急ではないものの医師との共有が必要な情報なのか、あるいはよくある話であまり心配しなくて良いことを伝えるべきなのか、薬剤師として次の行動を考えるためには、病態の理解が欠かせないからです。

「心室性不整脈かどうかの判断など薬局でする必要はないのでは？」

あるいは、「そんな判断は病院がやってくれるから要らないのでは？」という意見もあるかもしれません。もちろん、薬局で薬剤師が正確な診断をする必要はありません。しかし、複数の病院にかかっている患者の場合、病院間で情報共有がうまくいっていないこともままあります。心筋梗塞後のフォローアップをしている病院とは別の病院にかかった際に、ちょうど症状があって動悸や頻拍を訴えた結果、その治療として抗不整脈薬が処方される……、そんな場面も起こり得ないとは言い切れません。そういった時に薬剤師として、患者が抱える「1つの病気」だけでなく、その患者「全体」を見た上で適切な対応を考えるためには、論文から得た情報とともにその疾患の背景知識まで把握しておくことが、とても重要だと思います（かかりつけ薬剤師として貢献するならなおさら必要です）。

実際に、私も心室性不整脈について学び直してからは、心筋梗塞後に動悸や頻拍を訴える方への対応に自信を持つことができました。何を訴えられてもただ「医師に相談しください」と伝えるだけで終わってしまうのではなく、緊急性について評価したり、あるいは患者の性質・性格を考えた上で「心配要らないので落ち着いてもらう」ように声かけをしたり、場合によってはその訴えを医師と情報共有したりするなど、幅広い対応ができるようになったからです。論文を読んで評価するとともに、背景知識を充実させる、こういった学びを繰り返すことが、患者に対して真摯に対応できるようになるために大切だと考えています。

論文を読むのは、添付文書の禁忌や警告に記載されるような内容をいち早く入手し、患者を守るため

RCTという研究形態の重要性を世の中に示した論文として、一度読んでみる価値があると思います。常識やルーチンを疑うことの重要さも示しているからです。

過去、急性心筋梗塞後の突然死は致死的な不整脈が原因だと考えられており、急性心筋梗塞後の不整脈には、抗不整脈薬を投与して不整脈を減らす治療が一般的に行われていました。この論文は、こうした「常識的に行われていた治療」が実は死亡リスクを高めていた、という衝撃的な研究結果を報告しました。試験は早期中止になっただけではなく、この結果を踏まえてガイドラインや添付文書の改訂も速やかに行われました。もし自分がこの時代に生きる薬剤師だったら……、治療のための薬剤を調剤しているはずなのに、投与された患者がそのせいで命を失うという状況に行き合っていたかもしれません。医師の指示の下とはいえ、足がすくんで仕事ができなくなっていたかもしれません。

今、添付文書には禁忌欄や警告欄があります。私たちは、そこに記載された内容を踏まえて、慎重に調剤を行うことができます。しかし、その禁忌欄・警告欄に記載された内容一つをとってみても、記載に至るまでの経緯があり、臨床試験によって失われた命があるんだと知ることができました。この RCT を読み返すと、「薬はリスク」という言葉を改めて肝に銘じることができます。

昨今では、1 つの RCT のみでガイドラインを動かすほどの大きな力はないと言われています。それだけでは曖昧な部分も多いため、質の高いシステマティックレビューを行うことで、その結果の信頼性を高めようという話です。しかし最近でも、CARES 試験[1)]の結果を受け、アメリカや欧米では「フェブキソスタット」の積極的推奨を取りやめる、というガイドライン改定が行われました。CARES 試験の結果や吟味はさておき、まだまだ RCT には世界を変える力があるんだなぁと、改めて実感したと同時に、世界の情報や動きに乗り遅れないためにも、原著論文には積極的にあたっていかなければ、と気を引き締めた瞬間でもありました。

【参考文献】
1）N Engl J Med. 2018; 378: 1200-1210. PMID: 29527974

COLUMN　双子座と天秤座の患者には「アスピリン」が効かない？

「アスピリン」の二次予防効果を検証したISIS-2試験[1)]では、急性心筋梗塞の疑いがある患者に対するアスピリンの死亡軽減効果が示されています。しかし、この試験結果を「患者の星座」ごとにサブグループ解析したところ、双子座と天秤座の患者ではアスピリンの効果に有意差がつきませんでした[2)]。ということは、双子座と天秤座の患者には「アスピリン」が効かないのでしょうか。

恐らく、そんなことはないはずですが、いきなりこの結論を鵜呑みにするような人は少ないと思われます。しかし、それは「星座」という明らかに無関係そうなグループ分けであったからで、もしこれが「男性は」「関西人は」「血圧が高めの人は」……といったグループ分けであればどうでしょうか。急にもっともらしく聞こえるのではないでしょうか。

「サブグループ解析」の結果はあくまで探索的なもの（→ P.171参照）です。もし何かの傾向が示唆されても、それは改めて別の試験で検証を行うまではあくまで「可能性」の話でしかありません。特に、いろいろなグループ分けをして大量に解析を行えば、「偶然に有意差がつく」ことや「偶然に有意差がつかない」というエラーも起こりやすくなるという点には注意が必要です。

【参考文献】
1）Lancet. 1988; 2: 349-360. PMID: 2899772
2）Diabetologia. 1996; 39: 1407-1408. PMID: 8933014

抗凝固薬／ARISTOTLE 試験

心房細動患者に対する、新薬「アピキサバン」vs 旧薬「ワルファリン」

N Engl J Med. 2011; 365: 981-992. PMID: 21870978

心房細動（⚑1）の患者は高齢化に伴って今後も増えていくことが予想されているが、その治療には古くても安価な「ワルファリン」で良いのか、あるいは新しい DOAC（直接経口抗凝固薬）が優れているのか、新薬と旧薬の効果・安全性に注目が集まっていた。心房細動患者の心原性脳塞栓症の発症率は年間 3 ～ 8% とされているため、このアウトカムを検出するのに必要な 20,000 例近くを対象とした大規模な臨床試験が組まれ、日本も参加した。

研究デザイン：RCT、ランダム化比較試験（39ヶ国）

対象：P	心房細動と、少なくとも 1 つの脳卒中危険因子を有する患者（n=18,201、中央値 70 歳）
介入：E	アピキサバン 5mg 1 日 2 回（n=9,120）
対照：C	ワルファリン PT-INR 2.0～3.0 を目標に用量調整（n=9,081）（⚑2）
結果：O	主：脳卒中または全身性塞栓症、大出血 副：全死亡、心筋梗塞
期間：T	1.8 年（中央値）

結果

■脳卒中または全身性塞栓症：HR=0.79［95% CI: 0.66-0.95］
アピキサバン群：212 例（1.27%）vs ワルファリン群：265 例（1.60%）

■大出血：HR=0.69［95% CI: 0.60-0.80］
アピキサバン群：327 例（2.13%）vs ワルファリン群：462 例（3.09%）

□全死亡：HR=0.89［95% CI: 0.80-0.998］
アピキサバン群：603 例（3.52%）vs ワルファリン群：669 例（3.94%）

1）心房細動

心房からの異常な電気興奮によって、心房が1分間に300～500回という異常な頻度で細かく動くこと。正常に拍動しないことで心房の血流が滞り、血栓（赤色血栓）ができやすくなる。この血栓が脳の血管を詰まらせることを「心原性脳塞栓症」と呼び、「ワルファリン」や「アピキサバン」のような「抗凝固薬」で治療を行う。同じ脳梗塞でも、動脈硬化によって生じる血栓（白色血栓）には「アスピリン」などの抗血小板薬を使う。なお、抗血小板薬の「脳梗塞」の適応症には、心原性脳塞栓症を除くと書かれている。

2）PT-INR（Prothrombin Time-International Normalized Ratio：プロトロンビン時間国際標準比）

血液の固まりやすさを表す指標で、特に「ワルファリン」治療の効果判定に用いられる。日本人では1.5～3.0くらいでコントロールしている人が多いが、70歳以上の高齢者では出血リスクを考慮して1.5～2.6で維持するのが良いという見解もある[1)]。こうした背景を踏まえて、2009年のRE-LY試験[2)]以降、このARISTOTLE試験でも日本人の70歳以上の症例では2.0～2.6に設定されている。

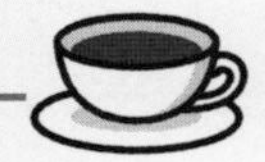

Break Time ～論文を読む時の Tips～

「二重盲検が難しい研究」

ワルファリンとDOACの比較をする際、「INRの測定と用量調節」が行われると「ワルファリン群」とわかってしまいます。そのため、DOAC群では実薬のDOACの他に、架空の測定値に基づいて用量調節したワルファリンの偽薬を用意し、盲検化を維持できるように設計されます。こうして両群ともに2組（実薬＋偽薬）の薬を服用する手法を「ダブルダミー（double dummy）」と呼びます。

「なんとなく」で薬を減量することのリスクを知り、減量基準を意識した監査を行うようになった

『エリキュース®（一般名：アピキサバン）』は、高齢者や腎機能障害のある人でも比較的使いやすい抗凝固薬というイメージがあります。実際、本研究では被験者の年齢の中央値が70歳と比較的高齢であるにもかかわらず、9割以上の人が通常量の5mg×2回/日で治療できていることからも、この特徴の一端が窺えます。

しかし、「アピキサバン」を脳卒中や全身性塞栓症の発症抑制に使う場合は、①80歳以上、②体重60kg以下、③血清クレアチニン1.5mg/dL以上、のうち2項目以上が該当する際は2.5mg×2回/日（通常は5mg×2回/日）に減量するよう添付文書に記載されています[3)]。80歳以上の日本人の平均体重は男性で59.9kg、女性で48.6kgである[4)]ことから、日本人高齢者では多数派となる2.5mg×2回/日を使用した際の有効性や安全性についても調べておきたいと思いました。これについては、きちんと減量基準に則った用量設定を行った場合には、2.5mg×2回/日の低用量でも同様の有効性・安全性が得られる、というサブ解析が報告されています[5)]。

一方で、凝固薬は塞栓症の発症抑制という「見えにくい効果」と、出血という「見えやすいリスク」とを天秤にかけて治療を考えることになるため、患者だけでなく医師・薬剤師もリスクに意識が偏り、安易な薬の減量をしてしまいがちです。こうした減量は、なんとなく効果が少し弱まる分、安全性は確保されるという目的で行われる傾向にありますが、果たしてそうでしょうか。これについても少し調べてみると、例えば腎機能障害もないのに2.5mg×2回/日の低用量にすると、安全性は同等のまま有効性が減弱し、脳卒中や全身性塞栓症の発症リスクが4.87倍（HR＝4.87［95％ CI: 1.30-18.26］）になるという報告があります[6)]。減量基準を参考にせず、「なんとなく」という感覚で減量してしまうことには、相当の不利益もありそうです。

こうした点を踏まえ、「アピキサバン」が処方されている際には減量基準を意識すること、特に年齢や体重・腎機能の観点から減量が不要そうな患者にまで低用量の2.5mg×2回/日で処方されている場合には、その減量の理由を確認するよう心掛けています。

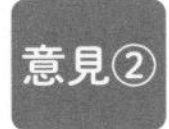

意見② Table 1に書かれた患者背景と、目の前の患者の状況の差を、経済的・社会的な面からも考える

心房細動と少なくとも1つの脳卒中リスク因子を有する患者を対象に、脳卒中または全身性塞栓症、大出血をアウトカムとして、これまでの標準治療薬である「ワルファリン」に対する「アピキサバン」の非劣性と優越性を検討した試験です。結果を見てみると、アウトカム発生率はワルファリン群で1.6%/年、アピキサバン群で1.27%/年、RR＝0.79［95% CI: 0.66-0.95］と、アピキサバン群がアウトカムを21%減らし、非劣性のみならず優越性も示しました。そうです、「21%も減らす」のです。でも、ちょっとここでもう少し内容を掘り下げて考えてみたいと思います。

まず、そもそも両群ともイベント発生率は2%/年にも満たず、そのARRは1.6-1.27＝0.33%/年です。NNTを計算すると303人/年になります。相対的には21%減らすと言えますが、その数字を大きく実感するほどの臨床的な差があると言えるでしょうか。少なくとも「21%も減らす」と印象は違うように思います。この論文を読んだ時に、ARRやNNTを計算してみることの大切さを痛感しました。

また、例えば心房細動を有する90歳を超える患者が来局されたとします。ここはやっぱり、アウトカムを減らし、かつ、出血の有害事象も減らすエビデンスがある「アピキサバン」の方が良いのでしょうか？
実はこうした臨床試験の結果は、あくまでもこの臨床試験に参加した患者群、原著論文のTable 1に示されているような背景を持った患者で得られたものであり、ここから大きく外れた背景の患者の場合には、実際のところどうなるのかはよくわかりません。本研究は63～76歳の方が対象となっており、90歳を超えるような方に今回の結果をそのまま当てはめることはできないのです。

さらに、薬価の面から見てみると「アピキサバン」の1日薬価は約500円ですが、「ワルファリン」は2mg服用した場合でも約20円と、この25倍近い薬価差が与えるインパクトはかなり大きいと思います。回復期リハビリテーション病院や療養型の病院、老人保健施設などは薬代が包括されており、急性期病院から転院する際に継続できないことは少なくありません。もちろん、外来患者でもこの高薬価がネックとなり治療を継続できないケースもあります。

以上のことから、「エビデンスがあるからアピキサバン」と決めてしまうのではなく、目の前の患者とそのエビデンスとなった論文の患者背景はどれくらい似通っているのか、経済的・社会的な背景や併用薬などなどを含めて考えることが大切だと感じます。「誰にでも“ワルファリン”より“アピキサバン”の方が良い」というのは、エビデンスの拡大解釈に他ならないからです。ただ、処方する医師の立場を考えると、これからのイベントを予防する患者を診る循環器科医と、「ワルファリン」を服用していたけれど虚血性・出血性の脳卒中などのイベントを起こしてしまった後の患者を診る脳外科医では、後者が「アピキサバン」を使いたくなる気持ちも少しわかる気がするのでした。

「副次評価項目」を前面に押し出したプロモーションには注意

心房細動患者の脳卒中または全身性塞栓症の予防において、「アピキサバン」は「ワルファリン」よりも優れている可能性がある、出血が少なく、死亡率も低かったとする論文です。

まず、あくまでも主要評価項目は「治療の非劣性、出血の優越性」であることを前提に、結果を見ていく必要があります。副次評価項目は、主要評価項目のついでに調べた探索的項目です。そのため、たとえ有意差がついたとしても、それは統計学的にきちんと検証されたものではありません（検証のためには、それを改めて主要評価項目に設定し、臨床試験を行う必要があります）。しかし、実際には様々な分野でこの副次評価項目を前面に押し出したプロモーションが行われていることがあり、注意が必要です。

例えば、非劣性を検証するために行われた臨床試験で「優越性もあった！」と説明された時は、一旦立ち止まって考えてみましょう。本研究も、主要評価項目はアピキサバン vs ワルファリンの「治療の非劣性」です。副次評価項目で優越性が示されたとはいえ、全死亡は HR = 0.89［95% CI: 0.80-0.998］とあと少しで 1 をまたぐところだったことを考慮すると、これを臨床的に大きな差があるほどのものと言ってしまって良いものか、少し解釈に注意が必要と思います。

また、今回のような DOAC の国際共同試験を読む際は、試験組み入れ患者と、自分が担当する患者について以下の点を照らし合わせた上で、現場にフィードバックすることが大切です（担当患者の背景とズレがある場合は、その違いを踏まえて考える必要があります）。

- アジア地域の患者の割合
  →白人に比べてアジア人は「ワルファリン」治療下で頭蓋内出血を起こしやすいですが[7]、今回の論文でのアジア太平洋地域の患者は 16%でした。
- ワルファリン群の PT-INR および TTR（time in therapeutic range）設定
  →日本では高齢者の目標 PT-INR は 1.6 ～ 2.6 と低く設定されています。
- DOAC 減量対象患者の割合
  →日本の実臨床データによると「アピキサバン」は減量投与されることも多いですが[8]、今回の論文での減量対象患者は 4.7%でした。

特に減量対象については、DOAC新規導入時はもちろん、継続内服時も各薬剤の減量基準（年齢、体重、血清クレアチニン、クレアチニンクリアランス、併用薬など）をチェックし、定期的に見直しを行う必要があります。その際、「なんとなく、高齢だし減量でいいのかも」と流されてしまわないよう、各薬剤の減量基準と、病状や経過を踏まえた薬剤提案が重要です。私がこうした減量基準の確認をしっかり行いたいと考えるようになったきっかけは、最初に上市されたDOACである「ダビガトラン」で、販売開始5ヶ月後に重篤な出血についての「ブルーレター（3)）」が発出されたことです。抗凝固薬の副作用用リスクをなるべく減らし、薬の効果を最大化することを目標に、薬剤師としてこうした論文報告をもとに導入時および経過のフォローを行っています。

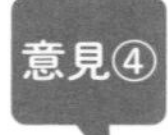

臨床試験の「母集団」の特徴から、「ワルファリン」のコントロールの難しさ、「アピキサバン」の使いどころを考えた

RESULTSのSTUDY DRUGSに、この一文が記載されています。

「Patients in the warfarin group had an INR in the therapeutic range（2.0 to 3.0）for a median of 66.0% of the time and a mean of 62.2% of the time, after the exclusion of INR values during the first 7 days after randomization and during study-drug interruptions.」

つまり、ワルファリン群のうち、4割近くの人でINRが治療域を外れていたということです。事実、海外にはワルファリンに2mg錠しか存在しないところも多く、placebo matchingを行っている以上は治療

3） ブルーレター（安全性速報）
医薬品や医療機器の添付文書が改訂された際、一般的な使用上の注意の改訂よりも、迅速に適正使用のための注意喚起が必要な際に配布される「安全性速報」のこと。より緊急かつ重大な注意喚起や使用制限が必要な場合には、「イエローレター（緊急安全性情報）」が出される。

域から外れてしまう事例も起こりやすいのだと思います（日本ではなかなかあり得ない状態ですね）。また、本研究では対象患者が75歳以上の高齢者となっていますが、治療域とされるINR値は2.0～3.0と、日本の基準（1.6～2.6）よりも高めです。これは、オープンラベルで行っているRE-LY試験[2)]でも同じ設定となっています。こうした背景の差が、ワルファリン群で出血の有害事象が起こりやすかった要因の1つになっている可能性もあります。

こうした条件で非劣性を検証する臨床試験を行ったとするなら、「アピキサバン」の優越性は日本の臨床現場にどれほど適応できるでしょうか。この試験結果のみでは、いくら優越性が示されていても、積極的なおすすめはしづらい印象があります。「アピキサバン」は、「ワルファリン」と比較すると薬価も高い薬です。毎回採血を実施する、という検査費用を含めても、費用対効果は良いとは言えなさそうです[9)]。

しかし、RE-LY試験においても、follow-up中にINRを治療域内の数値で維持できた人の割合は64％であったという事実も踏まえると、「ワルファリン」でINRを厳格にコントロールするのは、案外大変なのかもしれません。食生活などの影響から「ワルファリン」ではINRが不安定になってしまう人、もしくは医療機関が遠方にあるなどの理由で定期的にINRが測定できない人には、「アピキサバン」は良い選択肢になりそうです。こうした臨床試験の「母集団」と臨床現場の「患者」の背景の違いを考えていくと、その薬の具体的な使いどころが見えてくるように思います。

【参考文献】

1）Circ J. 2013; 77: 2264-2270. PMID: 23708863
2）N Engl J Med. 2009; 361: 1139-1151. PMID: 19717844
3）エリキュース錠．添付文書．
4）厚生労働省．平成30年国民健康・栄養調査報告．
https://www.mhlw.go.jp/content/000615325.pdf
5）Eur Heart J. 2014; 35: 1864-1872. PMID: 24561548
6）J Am Coll Cardiol. 2017; 69: 2779-2790. PMID: 28595692
7）J Am Coll Cardiol. 2007; 50: 309–315. PMID: 17659197
8）Curr Med Res Opin. 2018; 34: 1627–1634. PMID: 29772946
9）J Cardiol. 2017; 69: 89-97. PMID: 26947099

抗血小板薬／CAPRIE 試験

24 day

動脈硬化性疾患の患者に対する、新薬「クロピドグレル」vs 旧薬「アスピリン」

Lancet. 1996; 348: 1329-1339. PMID: 8918275

「アスピリン」や「チクロピジン（⚑1）」といった抗血小板薬が血栓症のリスクを軽減することは多くの臨床試験で確認されているが、出血や無顆粒球症・肝障害などの深刻な副作用リスクもあり、より安全に使える抗血小板薬が求められていた。そこで、当時広く使われていた「チクロピジン」の副作用を軽減する目的で開発された新薬「クロピドグレル」の有効性と安全性を、「アスピリン」と比較する試験が行われた。

研究デザイン：RCT、ランダム化比較試験（16ヶ国）

対象：P	6ヶ月以内の虚血性脳卒中、35日以内の心筋梗塞の既往、動脈硬化性末梢動脈疾患の患者（n=19,185、平均 62.5 歳）
介入：E	クロピドグレル 75mg/日（n=9,599）
対照：C	アスピリン 325mg/日（n=9,586）
結果：O	主：虚血性脳卒中、心筋梗塞、血管死のいずれか
期間：T	1.91 年（平均値）

結果

■虚血性脳卒中、心筋梗塞、血管死の年間発生率：RRR=8.7%
［95% CI: 0.3-16.5］
クロピドグレル群:939例(5.32%) vs アスピリン群:1,021例(5.83%)

□全死亡（p＝0.71）
クロピドグレル群:560 例(3.05%) vs アスピリン群:571 例(3.11%)
□安全性
消化管出血（p＜0.05）
クロピドグレル群:191 例(1.99)% vs アスピリン群:255 例(2.66%)
発疹（p＜0.05）
クロピドグレル群:578 例(6.02%) vs アスピリン群:442 例(4.61%)
下痢（p＜0.05）
クロピドグレル群:428 例(4.46%) vs アスピリン群:322 例(3.36%)

1）チクロピジン

「アスピリン」と並んで広く使われてきた、チエノピリジン系の抗血小板薬。高い効果がある反面、重篤な副作用も多く、1999年には「血栓性血小板減少性紫斑病」、2002年にはそれに加えて「無顆粒球症」と「重篤な肝障害」に対する「緊急安全性情報（イエローレター）」が発せられている。添付文書でも、治療開始から2ヶ月間は、2週ごとに血液検査を行うよう警告されている。

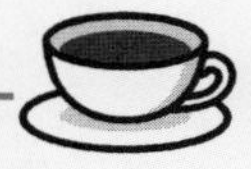

Break Time ～論文を読む時のTips～

「中間解析」

『ヘルシンキ宣言』の第18条に、「潜在的な利益よりもリスクが高いと判断される場合、または明確な成果の確証が得られた場合、医師は研究を継続、変更あるいは直ちに中止すべきかを判断しなければならない」という文言があります。この判断に必要な情報を収集・評価するために行うのが、中間解析です。この段階で介入の有効性が示されて試験が早期終了した場合、その効果を過大評価しがちである点に注意が必要です。

意見① 同じ論文でも、時代とともに解釈が変わっていくという教材になる

例えば、虚血性脳卒中で入院された方が退院され、入院中は「クロピドグレル」「アスピリン」両剤を併用するDAPTを受けていたが、外来でどちらか1剤に減らすことになった時、どちらの薬を残すのが良いでしょうか？

本研究では、主要アウトカムの発生率はクロピドグレル群5.32%/年vsアスピリン群5.83%/年と、クロピドグレル群の方が少なく、安全性の面でも有意な差はないという結果が示されました。そのため、どちらが良いかと言われたら、有効性と安全性の両面から「クロピドグレル」を選択したいところなのですが、実はこの「クロピドグレル」は発売当初（2006年）、薬価が約280円と非常に高価でした。低用量「アスピリン」は5.6円でしたから、その差は非常に大きいものです。NNTを計算してみると196人/年（「アスピリン」を使っている196人を「クロピドグレル」に変更すると、1人のアウトカムを減らせる）となり、「この大きな薬価差に見合うほどの効果の差か？」と言われると、難しいところでした。

しかし、今は「クロピドグレル」にも安価な後発医薬品が発売されています（36.9円）。そのため、発売当時ほど、薬価の差は大きくありません。「NNT＝196人/年」という効果は薬価差に見合うのか、という問いに対する答えも、当時とは少し変わる可能性があります。つまり、論文が示す結果は変わらなくても、その解釈は時代とともに変化していく、ということです。

また、「アスピリン」の投与量もちょっと気になりました。安全性の面で差がなかったとはいえ、普段臨床の現場で使われている低用量アスピリンではなく325mgで試験が組まれています。用量依存的に副作用が増えるとすれば、普段臨床で使われている低用量アスピリン（100mgや81mg製剤）の方が副作用は少ないかもしれません。また、単一のアウトカムではなく虚血性脳卒中や心筋梗塞、心血管死といった複合アウトカム

のため、虚血性脳卒中後の再発予防にどの抗血小板薬を使うか、という疑問にはそのまま当てはめることができないことにも注意が必要です。

私たち薬剤師は、薬を考える時にどうしても薬理学を中心にしてしまいがちですが、薬理学は薬が効くメカニズムを教えてくれても、その薬が目の前の患者にどれくらい効くのか、別の薬とどれくらい効果に差があるのか、といったことは教えてくれません。「クロピドグレル」と「アスピリン」の効果の差を考える時は実際に論文を読んでみること、その際には薬価改定や後発医薬品の発売、新薬の登場などによって、論文の解釈は発表当時と大きく変わることもあるという点には注意が必要です。

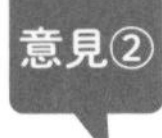

研究デザインや結果を吟味する、良い題材になる論文

これは少し古い論文になりますが、心血管イベントリスクの高い患者（虚血性脳卒中、心筋梗塞、末梢動脈疾患の既往のある患者）を合計およそ2万人も集めた大規模研究によって、「クロピドグレル」による心血管イベント（虚血性脳卒中、心筋梗塞、心血管死亡）のリスク低下効果が「アスピリン」少量投与（論文では325mg/日）に優越することを示した、ある意味ランドマーク的な論文であると思います。ざっと研究デザインをチェックしてみても、ランダム割付や隠蔽化、ITT解析などの方法や脱落率の少なさなどの点からは、内的妥当性の高いしっかりとした研究ではないかと考えます。

しかし、方法や結果を詳細に見てみると、少し考えるところもあります。まず、被験者は当初15,000人を集める計画でしたが、中間解析で当初想定を大きく下回るイベント発生率であったため、被験者数を追加して検証を続けています（そのままでは試験結果に有意差が出ないと考えたのでしょう）。やむを得ないこととはいえ、途中で研究計画を変更して被験者の追加をすれば、仮説を立証するための（要するに「クロピドグレル」が有利になるような）バイアスが入り込む余地が生まれるため、この点を結果から少し差し引いて考える必要があります。

さらに、本研究の場合は両群の差が本当に小さすぎました。確かにRRR としては「クロピドグレル」が「アスピリン」より 8.7%、統計学的に有意に心血管イベントを抑制したわけです。しかし、絶対差で比較すると、クロピドグレル群で1年あたり 5.32%、アスピリン群で同5.83%、つまり ARR は 0.51%です。これは、NNT に換算すると、196人を1年間治療してようやく1人に「クロピドグレル」による効果が現れる、というものです。安全性に関するアウトカムでは、「アスピリン」と多少の違いはあるとはいえ、明らかに「クロピドグレル」が有利というわけでもありません。当時、「クロピドグレル」はまだ新薬でしたから、その高い薬価に見合うメリットがあるのかどうかは別途考える必要がありました。

ちなみに、本試験の事後解析では、喫煙者は過去喫煙者や非喫煙者よりイベント発症リスクが高く、そのようなハイリスク患者集団においては「クロピドグレル」の効果がより顕著であるということが示されています[1)]。これらの研究からは、統計学的に有意な結果であっても臨床的にはごくわずかな差しかない場合、ベースラインのリスクがかなり高い患者でないとなかなか違いが見えてこない、とも言えると思います。

「統計学的に有意な差」が、目の前の患者にどのくらいのメリットをもたらすのかを考えるきっかけに

「統計ってとっつきづらい」と思ったことはないでしょうか。例えば製薬メーカーのパンフレットで、「新薬 A の効果は従来薬 B に比べて、統計学的に有意に高いことが示されました」といった文言を見たことがあると思います。この文言からは、なんとなく新薬の方が優れていそうな印象を受けると思います。しかし、それが目の前の患者に対して、どのくらいのメリットをもたらすのか、具体的なイメージはしにくいです。私も論文を読みはじめた時に、「“有意な差”とはどのくらいの効果を示

しているのだろう？」と疑問に思っていました。

本研究は、アテローム性動脈硬化症を有する患者を対象に、クロピドグレル（75mg/日）群とアスピリン（325mg/日）群へランダム割付し、各薬剤服用後に各イベント（虚血性脳卒中、心筋梗塞、血管死）を複合したアウトカムの発生率に差があるかを検討したものですが、そんな統計的有意差と実臨床での効果を捉えるための良い題材と言えます。

結果は、「クロピドグレル」を服用した群ではイベント発生率が5.32％、「アスピリン」を服用した群では5.83％と、二群間の差は有意（p＝0.043）なものでした。「クロピドグレル」と「アスピリン」の効果には、統計学的に見れば有意な差がある、つまり「クロピドグレル」の方が「アスピリン」よりも優れている、と言えそうです。しかし、この差は絶対差で表すと0.51％（5.83-5.35＝0.51）です。つまり、「統計的には有意な差がある」とはいえ、「クロピドグレル」を使うことで得られるメリットと「アスピリン」を使うことで得られるメリットの差は0.51％だということです。

この「0.51％の差」に価値を求めるかどうかは、人によって変わりそうです。「クロピドグレル」は、薬価も高く治療コストがかかること、さらにCYP多型により得られる効果に差があることが過去に報告されている[2)]など、「アスピリン」に分がある要素もあります。そのため、統計学的には「クロピドグレル」の方が少し優れていることは事実でも、経済的な観点や患者の体質を踏まえると、「アスピリン」を選んだ方が良い結果が得られる場合もありそうです。

「統計学的に有意な差」が具体的にどのくらいの差なのか、それを論文情報から得ることができれば、目の前の患者にどんなメリットがもたらされるのかを想像しやすくなります。本研究のように、明らかに大きな差があるというわけでなければ、どちらの治療が選択されたとしても、薬剤師としてフラットな立場で治療を支援できると私は考えています。

【参考文献】
1）J Am Coll Cardiol. 2014; 63: 769-777. PMID: 24239662
2）JAMA. 2016; 316: 70-78. PMID: :27348249

高尿酸血症患者に対する、新薬「フェブキソスタット」vs 旧薬「アロプリノール」

N Engl J Med. 2018; 378: 1200-1210. PMID: 29527974

高尿酸血症の治療に使われる新薬「フェブキソスタット」は、「アロプリノール」よりもキサンチンオキシダーゼに対する選択性が高く、より強力に尿酸値を下げる薬として使われている。しかし、以前の研究で心血管疾患の患者では心血管イベントの発生率がやや高いことが示唆されていた。そこで、「フェブキソスタット」の安全性が「アロプリノール」に劣っていないかどうかを検証する臨床試験が行われた。

研究デザイン：RCT、ランダム化比較試験（アメリカ）

対象：P	CVD既往歴のある高尿酸血症の患者（n=6,190、中央値64～65歳）
介入：E	フェブキソスタット40～80mg（n=3,092）
対照：C	アロプリノール300～600mg（n=3,092）
結果：O	主：心血管死、非致死性心筋梗塞、非致死性脳卒中、不安定狭心症に対する血行再建術の複合
期間：T	32ヶ月（中央値）

結果

■心血管死、非致死性心筋梗塞、非致死性脳卒中、不安定狭心症に対する血行再建術の複合：HR=1.03［95% CI: 0.87-1.23］
フェブキソスタット群：335 例（10.8%）vs アロプリノール群：321 例（10.4%）

□心血管死：HR=1.34［95% CI: 1.03-1.73］
フェブキソスタット群：134 例（4.3%）vs アロプリノール群：100 例（3.2%）

□非致死性心筋梗塞：HR=0.93［95% CI: 0.72-1.21］
フェブキソスタット群：111 例（3.6%）vs アロプリノール群：118 例（3.8%）

□非致死性脳卒中：HR=1.01［95% CI: 0.73-1.41］
フェブキソスタット群:71 例(2.3%) vs アロプリノール群:70 例(2.3%)

□不安定狭心症に対する血行再建術：HR=0.86［95% CI: 0.59-1.26］
フェブキソスタット群:49 例(1.6%) vs アロプリノール群:56 例(1.8%)

□全死亡：HR=1.22［95% CI: 1.01-1.47］
フェブキソスタット群：243 例（7.8%）vs アロプリノール群：199 例（6.4%）

□ 2 週間後に尿酸値が 6.0mg/dL 未満に到達した割合
フェブキソスタット群：60.8% vs アロプリノール群：50.2%

Break Time ～論文を読む時の Tips ～

「サブグループ解析」

臨床試験では、年齢や性別、基礎疾患といった患者背景ごとの解析（サブグループ解析）が行われることがあります。基本的に、患者背景によらず一貫した結果が得られることを証明するために行われます。もし患者背景によって差が生じた場合でも、この解析対象となる集団はランダム化がされていない他、サンプルサイズも適切とは言えません。そのため、あくまで探索的なもの、今後改めて検証すべき仮説として扱う必要があります（→ P.155 参照）。

意見①　ネガティブなデータも冷静に捉え、考えるために気をつけたいこと

本研究は一部の週刊誌にもセンセーショナルな見出しで取り上げられたこともあり話題となりました。その記事は「フェブキソスタット」があたかも危険な薬剤なように煽っていましたが、本研究の結果が示すのは「フェブキソスタットで心疾患イベントが増えた」のではなく、「アロプリノール群と比較してフェブキソスタット群の方で心血管死と全死亡が多かった」というのが正確です。特段の理由がなければ、それは優先順位の問題であって、「フェブキソスタット」を治療の選択肢として消去する問題ではないと思います（少なくとも現状では）。

繰り返しになりますが、本研究は「アロプリノール」と比較して「フェブキソスタット」の安全性を検討した試験です。つまり、得られた結果は２つの薬剤の相対的な差であって、「フェブキソスタット」の絶対的なリスク上昇ではありません。もちろん、同じように薬理効果が得られるのであれば（尿酸値を下げることが真に有用なことなのかについてはここでは割愛します）、より安全な方を選択するのは非常に合理的であると思います。しかし、本研究に組み入れられた患者群と目の前の患者の背景に相違がある場合、今回の結果がそのまま外挿可能なのかについてはよく考える必要があります。

例えば、「フェブキソスタット」はその薬物動態上の特徴から、腎機能低下患者に対して投与量の調節は必要ありません。そのため腎機能が低下している患者に好んで処方される現状があります。対して「アロプリノール」は腎機能低下患者に対して投与量の調節が必要で、しばしばその投与量について問題となります。今回の組み入れ基準を確認してみると、対象患者の腎機能はCKDステージ１～２とステージ３で半々ぐらいです。そのため、研究は決して腎機能低下患者を対象とした試験とは言えません。実際、アロプリノール群における１日あたり投与量は300mgを内服しているのが約半数、日本の添付文書用量を超える400mgを内服しているのが約1/4、600mgを内服しているのが4.1％

です。日常業務の中でよく見かける、腎機能が低下していると思われる高齢者に対して、「フェブキソスタット」よりも「アロプリノール」を減量して投与することの方が有益であると判断するには、この試験の結果だけではまだまだ材料として不足していると思います。

エビデンスを意識して業務を行うようになると、ついついネガティブデータに対して過敏に反応してしまいます。しかし、ポジティブデータとともにネガティブデータに対しても冷静になって立ち止まって考えてみることが重要かと思います。

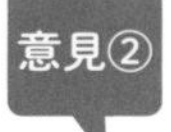

審査報告書とRMP（医薬品リスク管理計画）の重要性を、改めて痛感した論文

添付文書にない副作用に出合った時、あなたは最初に何を調べますか？　私はこの論文を読んでから、まず審査報告書を読むようにしています。審査報告書は、医薬品の審査経過や評価結果などをまとめた資料です。臨床試験で気になった有害事象や作用機序から予測される懸念点についても、メーカー・審査担当者・第三者（専門委員）の話し合った内容が記載されています。医薬品医療機器総合機構（PMDA）のWebサイト[1)]から簡単に入手できますが、薬局薬剤師の23.4%が存在を知らないという調査結果が出ています[2)]。また、審査報告書を知っていても、内容をよく理解している人は1.8%、ある程度理解している人でも14.5%しかいないという調査報告まであります[2)]。

例えば、この論文では「アロプリノール群と比較して、フェブキソスタット群の心血管死のリスクが高かった」という結果が出ています。「フェブキソスタット」は1日1回の服用でよく、腎障害時の用量調節が不要であること、PMDAの医薬品副作用データベースによるとSJS（Stevens-Johnson症候群）などの重篤な皮疹の報告数が少ないことから、私は「フェブキソスタット＝安全で使いやすい薬」というイメージを持っていました（そのため、この一報を聞いた時にかなりの衝撃を受けました）。しかし、『フェブリク®錠』の審査報告書を紐解くと、88ページに以下のような記載があります。

> （1）心血管系リスクについて
> 機構は、以下のように考えた。本剤の心血管系リスクについては…（中略）…以上を踏まえると、海外における本剤の市販後の安全性データや、海外で実施中の本剤の心血管系リスクを評価するための市販後臨床試験の成績を注視するとともに、国内の製造販売後調査において、それらの海外のデータと比較検討できるような製造販売後調査を立案し、当該調査において引き続き心血管系有害事象に関して情報収集する必要があると考えた。以上の機構の判断は、専門委員に支持された。（後略）

今回のような心血管リスクは、実は発売前から既に指摘されていたのです。つまり、新薬が承認された時に審査報告書まできちんと読んでいれば、この試験結果を聞いた時にもそんなに慌てずに済んだのですね。

なお、今はリスクの概要を1枚にまとめた「医薬品リスク管理計画（RMP：Risk Management Plan）」いう素晴らしい資料もあります[3)]。そのため、私は新薬が出た際は、まずこの「RMP」でリスクを大まかに把握し、次に審査報告書でリスクだと評価するに至った議論の内容を確認するようにしています。薬の副作用の把握は、薬剤師の重要な職能の1つです。DI担当者（医薬品情報管理担当者）でなくとも、審査報告書やRMPなどをチェックする習慣をつけることをおすすめします。

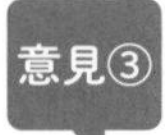

意見③ 個人に当てはめる前に、患者背景の違いを考慮することが大事だと再認識した論文

本研究は、「フェブキソスタット」の使用は「アロプリノール」の使用と比べて死亡リスク増加の可能性がある、という結果を示したものです。一般ニュースでも扱われたほどインパクトの大きな研究でしたが、そのニュースの見出しを鵜呑みにして、「フェブキソスタットは危ない薬だ」という判断を下しても良いものでしょうか。

主要評価項目（心血管死、非致死性心筋梗塞、非致死性脳卒中、不安定狭心症に対する血行再建術の複合）は、フェブキソスタット群の335例（10.8％）に認められ、アロプリノール群321例（10.4％）に対する非劣性が示されました。つまり、両群のリスクは同じであるかはわからないけれども、「フェブキソスタット」使用によるリスクが大きいわけではない、ということです。しかし、全死亡（HR＝1.22［95% CI: 1.01-1.47]）、心血管死（HR＝1.34［95% CI: 1.03-1.73]）についてはフェブキソスタット群の方がリスクは有意に増加していました。このことから、あくまでも今回の臨床試験に参加した集団においてではありますが、「フェブキソスタット」使用により死亡リスク増加の可能性が示唆された、という研究です。

さて、ここで試験に参加した患者の特徴について見てみると、男性約84％、痛風罹患 約12年、血清尿酸8.7mg/dL、平均体重97kg（BMI 33kg/m^2）超、微小血管障害を有する糖尿病 約39％、高血圧 約92％、脂質異常症 約87％、心筋梗塞の既往 約40％、脳卒中の既往 約14％となっています。「おや？」と感じた方もいるのではないでしょうか。そうです、この試験の参加者は、かなりの肥満かつ心血管疾患リスクも高い集団で、日本人の一般的な患者背景とは大きくかけ離れている可能性があるのです。さらに、本試験はプラセボ対象試験ではないため、あくまで「アロプリノール」使用に比べて、という話である点にも注意が必要です。

このように実際に論文情報を紐解いていくと、ニュースの見出しほどのインパクトはなくなるのではないでしょうか。薬剤師として、薬について のセンセーショナルな見出しのニュースを目にした時には、そこで情報を鵜呑みにすることはせず、一旦立ち止まって情報の真偽や詳細を確かめる癖をつけることが肝要だと考えられます。こうした作業を「ファクト・チェック」(「事実確認」や「裏取り」)とも言います。この論文は、「事実確認をすることの重要性」や「一般化された情報をそのまますべての個人へ当てはめてしまうことのリスク」を改めて学ぶきっかけになりました。

【参考文献】
1) 医薬品医療機器総合機構(PMDA)
http://www.pmda.go.jp/PmdaSearch/iyakuSearch/
2) PMDA. 平成29年度 薬局における医薬品安全性情報の入手・伝達・活用状況等に関する調査.
https://www.pmda.go.jp/safety/surveillance-analysis/0010.html
3) PMDA. 医薬品リスク管理計画(RMP:Risk Management Plan).
https://www.pmda.go.jp/safety/info-services/drugs/items-information/rmp/0002.html

ピロリ除菌薬

26 day ヘリコバクター・ピロリ菌の除菌は、自覚症状のない人でも有益か

Cochrane Database Syst Rev. 2015;（7）: CD005583. PMID: 26198377

ピロリ菌に感染している人は消化性潰瘍の症状を繰り返すことが多く、根本治療としてピロリ除菌が広く行われている。しかし、中にはピロリ菌に感染していても自覚症状のない人もおり、こうした人に対するピロリ除菌の有益性はよくわかっていなかった。そこで、無症候性の人に対するピロリ除菌が、胃がんの発生率を抑制できるかどうか、2013年末までに発表された試験結果の解析が行われた。

研究デザイン：システマティックレビューのメタ解析

対象：P	ピロリ菌陽性だが、自覚症状のない人
介入：E	除菌治療を行う
対照：C	除菌しない
結果：O	胃がんの発症、胃がんによる死亡
期間：T	

結果

■胃がんの発症リスク：RR＝0.66［95%CI: 0.46-0.95］
（6試験、n＝6,497）
除菌群：1.6%（51/3,294）vs 非除菌群：2.4%（76/3,202）

■胃がんによる死亡リスク：RR＝0.67［95% CI: 0.40-1.11］
（3試験、n＝4,475）
除菌群：1.1%（24/2,242）vs 非除菌群：1.6%（36/2,233）

■食道扁平上皮がんの発症リスク：RR＝1.99［95% CI: 0.18-21.91］
（1試験、n＝1,630）

→対象となった6件中、5件がアジア系を対象にした試験

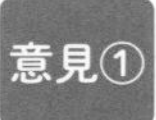

「胃がんと診断されること」が人生に与えるインパクトを考えると、メリットは大きいかもしれない

この論文では、たとえ自覚症状がなくてもピロリ菌に感染しているのであれば、除菌をすることで胃がんの発症率を抑えられる可能性があるが、胃がんによる死亡率まで抑えられるかどうかまではわからない、ということが示されています。この論文を読んで「なんだ、除菌しても死亡率を減らせるかどうかまではわからないんだ、ピロリ除菌のメリットも大したことないな」と感じるのか、「やっぱり胃がんの発症を多少は抑えることができるんだ、ピロリ除菌は大事だな」と感じるのか、大きく解釈の分かれる論文だと思います。

私は、発症は抑えられても死亡率までは抑制できるわけではなさそう、というこの論文の内容から、ピロリ除菌の意義を「小さい」と断言してしまうことには、違和感を抱きました。相次ぐ新薬の登場や治療法の確立によって、「がん」による死亡率は大きく抑制されてきました。事実、胃がんは男女ともに日本人の死亡要因の上位を占める[1)]身近な疾患の1つですが、それによる死亡率はここ50年で大きく減少しています（「白い巨塔」の主人公である財前五郎の病気も1978年の原作では胃がんでしたが、2003年版では肺がん、2019年版では膵臓がんと、時代の推移によって変わっています）。こうした中、自覚症状のない人に対するピロリ除菌が、最終的に胃がんによる死亡率の抑制につながらない可能性があることは、確かにピロリ除菌の意義や実施する対象を考える材料になると思います。

しかし、1人の人間に焦点を当てて考えた時、「がん」と診断された時の精神的ショック、その後は再発に怯えながら生活することになる点、こうした影響による食生活などの変化は、非常に大きなものです。恐らく、その人だけでなく家族や友人も含めて、これまでの人生観が多少なりとも変わってしまうくらいのインパクトはあるはずです。そういう意味では、「がんの発症」を多少なりとも減らせられるということは、とてもメリットの大きなもののように感じています（医療費を投入する優先順位が高いかどうかはまた別の議論が必要ですが)。

同じデータを見せられても、それを読み取った際の「意見」や「解釈」は、人によってそれぞれ異なります。そこには、その人の病気に対する考え方や人生観が大きく反映されているからです。だからこそ、私たち薬剤師も「統計の数字だけ」ではなく、「患者自身の考え方や人生観」も尊重して治療のメリットを考えることが大切だと考えています。

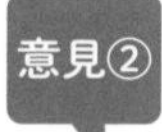

普段あまり扱わない領域の薬・病気の論文からも、新しい勉強の種を見つけられる

健康で無症状のアジア系保菌者に対してピロリ除菌を実施すると、胃がん発生率は減るが、胃がん死亡率が減るとまでは言えない（他の人種に関しては不明)、としたメタ解析です。実は私自身、ピロリ除菌の薬を普段あまり扱うことはありません。しかし、ピロリ除菌の認知度の広まりとともに、患者から除菌についての相談を受ける機会が増えてきたため、最低限のフォローはしていきたい分野です。そのため、この論文を詳しく読んでみることにしました。

ピロリ菌の検査を受けて「陽性」となった時点で、「除菌をすると胃がんの発生率は減るが、死亡率は減らないのか……。じゃあ、わざわざ除菌はしません！」という人は、なかなかいないと思います。「陽性」とわかれば除菌したくなるのが人の心ではないでしょうか（そもそも、そんな齟齬が生まれないよう、胃がんに対するピロリ菌の影響や除菌で得られる効果についてはしっかりと説明を行った上で検査が行われていることとは思いますが)。そのため、実際に除菌に踏み出すかどうかを決めるには、除菌成功に何次までかかるか（二次除菌までは保険適用だが、以降は全額自己負担になる）や、今回のメタ解析ではデータ不完全のため評価できなかった有害事象のリスク（下痢、皮疹、悪心嘔吐、頭痛、味覚異常など）が、大きな判断材料となるでしょう。このあたりを知るためには、また別の論文を探して読んでみる必要がありそうです。

また、今回のメタ解析では、解析に使われた6つの論文のうち5つがアジア系の人を対象にしたものでしたが、「アジア系が多かったのはなぜか？」「アジアでピロリ除菌に関心が集まっているのか？」という疑問も新たに浮かびました。これも調べてみると、世界的にアジアで胃がん発生・死亡が多いこと、その理由としてアジアとその他地域のピロリ菌では産生するCagA（胃がんの発生に関わるタンパク質）の違いが影響している可能性があるということもわかりました[2)]。

今回のように、読んだ論文から新しい「なぜ」という勉強の種が見つかることはよくあります。普段はあまり扱わない慣れない分野であっても、病態や治療の大まかな流れを知るために、そして次の勉強のきっかけを得るために、詳しく論文を読んでみることは大事です。

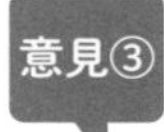

無症状の患者から「除菌すべきか」どうかを質問された際の、返答を準備するために活用した

日本では、胃がんの死亡率は男性で第2位、女性で第4位と高い水準になっています[1)]。また、「ボノプラザン」の登場によってピロリ除菌の成功率も90%近く[3)]まで高まりました。除菌がより確実なものになったことで、実際に除菌を試みる患者も増え、薬局で服薬指導をする機会も増えてきました。

本研究では、無症状の患者に対してピロリ除菌を行うと、胃がんの発生率を減らせる可能性がある、という結果が示されています。もし、この研究がテレビのニュースなどに取り上げられ、胸焼けや胃の不調などの症状がない患者から「自分も除菌した方が良いのだろうか？」と質問されたら、どのように答えたら良いのでしょうか？

胸焼けや胃の不調といった自覚症状がないのに除菌療法をすると、胃がんの発生率を減らせる一方で、薬の副作用や耐性菌のリスク、医療費がかかるというデメリットもあり、メリットばかりではありません。医療の発達した日本であれば、胸焼けなどの自覚症状があった場合に初めて除菌治療をするというのも悪い選択ではないように感じます。こうした視点は忘れず患者対応をしていかなければならないと思います。

また、本研究は、日本以外の国で行われた研究も集めて解析を行っています。国が違えば、食事の習慣や飲み水などの衛生環境も異なります。日本では、井戸水を除けば水環境からのピロリ菌感染リスクは少ないことが報告されています[4)]。飲み水とピロリ菌、そして胃がんとの関連ははっきりしていませんが、「少なくとも日本では一度除菌できれば再感染のリスクは低い」という点も考慮した方が良さそうです（衛生環境の異なる地域では、この結果の解釈は違ってくるかもしれません）。

除菌をすれば胃がんが減る、というのは良いことです。ただ、除菌を行うことが最終的なゴールではありません。結果だけを見て「ピロリ菌は全員が除菌した方が良い」と早合点せずに、その除菌でどのくらい胃がんを予防できるのか、それを全国民へ行う時のメリットとデメリットは具体的にどの程度になるのか、それは国や地域によってどんな違いがあるのか、いろいろと考える余地がありそうです。

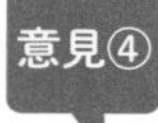

何事にもメリットとデメリットがあることを再認識するきっかけになった

この論文の結果だけを見ると、自覚症状のない人（ここがとても重要です）でも除菌をした方が胃がんの発症が減るため、積極的にピロリ除菌、ならびにそのためのスクリーニングを勧めるべきだ、と考えられるかもしれません（しかも、The Cochrane Library（⚑1）からの報告であるならなおさらです）。

⚑1） The Cochrane Library
1992年にイギリスで発足した「コクラン共同計画」が行っている、メタ解析のこと。世界中で行われている様々な臨床試験のデータを収集し、その中から信頼性に足るものを選んだ上で、いろいろな治療・介入の総合的な評価を行っている（https://www.cochranelibrary.com/）。

しかし、「ちょっと待てよ」と私は思いました。私が普段から心掛けている論文情報を活かすポイント、それは「両義性の有無の確認」です。自覚症状もなく特に生活に困っていないピロリ菌感染者に除菌を施すメリットは、将来の胃がん発生が減ることです。では、除菌することのデメリットはあるのでしょうか。

もちろん除菌に使う薬による副作用のリスクや、通院や検査の費用・薬代がかかることもデメリットの1つです。それと併せて、「ピロリ菌に感染したままでいることで、何か人体にメリットはあるのか」という視点でも論文を確認しました。すると、幼少期にピロリ菌に感染した状態でいると、若年者の将来のアトピー性皮膚炎が減る[5)]、喘息が減る[6)]、炎症性腸疾患が減る[7)]、というメリットが得られる可能性も報告されているのです。

感染しているとわかったのであれば除菌をしたいと考えるのは自然です。実際、本論文でも胃がん発症のリスクが高い患者へのピロリ菌感染スクリーニングと除菌は推奨されており、私も賛同しております。けれど、この論文の対象患者の平均年齢は40代後半から50代です。ということは、現在各自治体で実施されている、中学生・高校生に対するピロリ菌の感染検査は、本論文を拡大解釈しているような愚策である可能性も考えた方が良いかもしれません。

こうした点を踏まえると、特に自覚症状がなければ、少なくともこの論文の対象年齢くらいまでは下手に検診など受けずにいても良いのではないかと私は考えます（その分の医療費を別のことに回せます）。私は本稿執筆の時点ではまだ30代ですが、自覚症状もないので、自分がピロリ菌感染の検査を受けるのは10年ほど先でも良いのかなと感じました。

【参考文献】
1) 国立がん研究センターがん情報サービス． がん登録・統計.
https://ganjoho.jp/reg_stat/statistics/stat/summary.html
2) J Gastroenterol. 2004; 39: 97-103. PMID: 15069615
3) Gut. 2016; 65: 1439-1446. PMID: 26935876
4) 海外邦人医療基金 . 海外生活と水 .
https://jomf.or.jp/report/kaigai/22/1.htm
5) Clin Exp Allergy. 2015; 45: 882-890. PMID: 25207960
6) Medicine（Baltimore）. 2016; 95: e2609. PMID: 26937899
7) World J Gastroenterol. 2015; 21: 4750-4756. PMID: 25914487

NaSSA

27 day

SSRI/SNRI に抵抗性のあるうつ病患者に対する、NaSSA「ミルタザピン」の上乗せ効果

Health Technol Assess. 2018; 22: 1-136. PMID: 30468145

適切な量・期間で薬を服用しているにもかかわらず治療がうまく行かないうつ病患者には、2 種の抗うつ薬を組み合わせることが 1 つの選択肢になる。特に、NaSSA（🚩1）の「ミルタザピン」は SSRI や SNRI（🚩2）とは異なる作用機序を持ち、併用による上乗せ効果が小規模の症例で報告されていたことから、その併用の有益性が期待されていた。そこで、治療に抵抗性のあるうつ病患者を対象に、現行の治療に「ミルタザピン」を追加することの有益性・安全性を検証する臨床試験が行われた。

研究デザイン：RCT、ランダム化比較試験（イギリス）

対象：P	SSRI/SNRI を 6 週以上服用しているが、BDI-2（🚩3）で 14 点以上になる 18 歳以上のうつ病患者
介入：E	ミルタザピン 30mg の追加（n=241）
対照：C	プラセボの追加（n=239）
結果：O	主：BDI-2 スコアの変化
期間：T	12 週

結果

■ 12 週後の平均 BDI-2 スコア：差 −1.83［95% CI: −3.82 〜 0.28］
ミルタザピン群：18.0pt　vs プラセボ群：19.7pt

□ 4 週後の差：−0.85［95% CI: −3.12 〜 1.43］
□ 12 ヶ月後の差：0.17［95% CI: −2.13 〜 2.46］
→追跡期間が長くなると 2 群間の差はより小さくなる

□有害事象による治療中止：
ミルタザピン群：46 例 vs プラセボ群：9 例

1）NaSSA（ノルアドレナリン作動性・特異的セロトニン作用性抗うつ薬）
「ミルタザピン」に代表されるSSRIやSNRIとは異なる作用機序を持つ抗うつ薬。特に効果の速さが長所の1つとされ、現在のうつ病治療に広く用いられている。眠気の副作用が多いが、これを睡眠薬の減量に利用することもある。

2）SSRI（選択的セロトニン再取り込み阻害薬）、
SNRI（セロトニン・ノルアドレナリン再取り込み阻害薬）
シナプスでのセロトニンやノルアドレナリンの再取り込みを阻害することで、これら神経伝達物質の濃度を増加させ、抗うつ作用を発揮する薬。従来の三環系抗うつ薬に比べると副作用が少なく服用を続けやすいことから、現在うつ病の治療に広く用いられている。いろいろな薬剤があるが、薬剤間で有効性・忍容性に決定的な優劣の差はないとされている。

3）BDI-2（Beck Depression Inventory-Second Edition）
全21項目（0-63点）からなる抑うつ評価尺度。直近2～3日の気分に一番近い選択肢を4段階で選び評価する。0-13点：ほぼ無症状、14-19点：軽症、20-28点：中等症、29点以上：重症。

Break Time ～論文を読む時の Tips～

「スピン」

「スピン」とは、臨床試験の結果の粉飾を意味します。例えば、主要評価項目で有意差が得られなかった研究において、副次評価項目やサブグループ解析の結果を強調する内容になっているなどのケースが挙げられます。こうした論文は、タイトルやAbstractだけを斜め読みしただけだと、うっかり結果を拡大解釈してしまう恐れがあります。

意見①　「ミルタザピン」併用のメリットは小さそうだが、不眠への効果などを考慮する余地はあるかもしれない

いわゆる「カリフォルニア・ロケット」と呼ばれる抗うつ薬の併用療法の、SSRI/SNRI 単剤治療に対する優越性を検証した試験です。薬理学的な理論による仮説では、SSRI/SNRI に NaSSA である「ミルタザピン」を併用することで、シナプス間隙のセロトニン濃度はそれぞれを単独で使用するより高まるはずです。これは著名な精神薬理学の教科書にも掲載されており[1)]、抗うつ薬単剤では十分な効果が得られない場合には実際に使われることもある併用療法です。この研究のデザインについては、盲検化は患者と医師と研究者の 3 重であり、ランダム割付の方法や割付の隠蔽化も適切と思われ、ITT 解析もなされており、内的妥当性は高いと考えられます。

しかし、一次アウトカムに有意差は認められませんでした。事前のサンプルサイズ計算では「臨床的に意義ある差」を BDI-2 換算 4.1 点として、この条件で有意差を検出するのに足る人数のリクルートには成功しています。よって、この研究結果に有意差が認められなかったというのは、サンプルサイズが足りなかったからではなく、効果の大きさが臨床的にも有意ではなかったからと捉えるのが妥当でしょう。欠損データを最高の改善を示したと想定する「ベストケースシナリオ」でも 2.22 点の改善（この場合、統計学的有意差は認められる）とあることから、どう贔屓目に見ても「ミルタザピン」併用の臨床的効果は小さいということです。二次アウトカムである治療反応率や寛解率で比較しても有意差が認められないので、一部にレスポンダーが存在する説にも否定的です。

とはいえ、この研究はあくまでプライマリ・ケアセッティングでの RCT であり、精神科医から抗うつ薬を処方されている患者は除外されていますので、精神科に通院しているような重症の患者に対する効果は不明ですし、そもそも診断が正しかったかどうかも不明です。特に、うつ病の診断は臨床研究向きの ICD や DSM（⚑4）のような操作的診断基準と、抗うつ薬への反応性も考慮した実臨床的な診断とはいくぶん異な

ることがあるため、この論文の被験者集団が国内でうつ病治療を受けている患者と十分に一致しない可能性もあります。また、BDI-2 はハミルトンうつ病評価尺度（5）と比べると睡眠障害がスコアに及ぼす影響が少ないので、不眠に対して強い効果を持つ「ミルタザピン」にとっては不利に働いたかもしれません。さらに、BDI-2 もベースラインの重症度によってスコア変化量と臨床的全般改善度（CGI）の変化量との相関が変わってくることがわかっており[2)]、この研究でも例えば CGI の評価もしておいたら違いが現れたかもしれません。こういった点は、少し考慮して解釈・活用する必要があると考えられます。

意見② 患者が薬や病気をどう捉えているか、薬の継続・中断・変更は今の病状ともリンクしていることを知った

本研究で興味を持ったのは、この論文の第５章「定性的所見（Qualitative findings）」です。この章では、試験参加を拒否した患者・試験参加を承認した患者・医師の３者にアンケートやインタビューを行い、今回の併用療法をなぜ拒否したか、またどう受け入れたかについてまとめられています。その内容によると、患者・医師ともにうつ病を管理することは「ハードワーク」であり、さらに両者とも、抗うつ薬（併用療法だけでなく、SSRI/SNRI 単剤使用も含めて）をいつまで飲めば/飲ませれば良いのか、という点を悩んでいることがわかりました。治療

4）ICD（国際疾病分類）、DSM（精神疾患の診断・統計マニュアル）
「ICD」は世界保健機関（WHO）が作成している国際的な診断基準、「DSM」はアメリカ精神医学会が作成している精神疾患の診断基準のこと。どちらも「大うつ病」の診断に用いられることがある。

5）ハミルトンうつ病評価尺度
世界的に用いられている、抑うつ症状の重症度を評価する尺度。精神科医や臨床心理士が、気分・罪悪感・自殺念慮・不眠・不安・体重減少などの視点から面接で評価するもの。１回15～20 分程度かかる。

に関して、患者と医療従事者の感想は一般に対立しがちであり、今回のように一致するケースは珍しいように思います。

また、試験参加を拒否した患者は、今の病状が「平衡状態」であると感じており、何も変更したくないことを理由として挙げています。逆に考えると、抗うつ薬が開始されるのは「平衡状態」ではなく病状が辛い時であり、試験参加を承認した患者が単剤から併用療法への変更を受け入れられたのは、今の病状が辛かったからだと推察されます。さらに、試験参加を承認した患者のうち、途中で参加を中止した人は「体重増加の副作用が許容できなくなった」ことを中止の理由として多く挙げています〔ちなみに、イギリスでは体重の単位に「stone」が使われる場合があることを知りました（1stone＝14 ポンド＝6.35029kg)。ダイエットを決意してもなかなか体重が落ちないこともなんとなく納得できる気がします〕。

こうした、薬と病状に関する患者視点を事前に知っておくことは、医師と患者が抗うつ薬について話す時はもちろん、その薬物治療をフォローしていく薬剤師にも非常に重要なことです。患者自身が現在の薬の効果・病状をどう捉えているのか、「効いているから続けたい」のか「効いていないから変えたい」のか、あるいは「既に飲んでいない」のか、あるいは効果と副作用の兼ね合いに納得しているか、こういった考えに焦点を当てることで、その患者により合わせた服薬・治療アドヒアランス支援を行うことができるようになると思います。

実際の処方せんに出合った時には、処方変更や中止を提案した方が良いか、他の資料も当たって考えた

カリフォルニア・ロケットとは、カリフォルニア大学サンディエゴ校の Stephen M. Stahl 教授によって考案された、治療抵抗性うつ病に対する治療法です。SNRI と NaSSA である「ミルタザピン」を併用することにより、セロトニンとノルアドレナリンの作用を増強し、薬理学的相乗作用を生じさせ、強力な抗うつ作用が期待できるとされています[1)]。現在でもよく用いられている治療法ですが、もともと十分なエビデンスがあるわけではありませんでした。

この論文では SNRI や SSRI に「ミルタザピン」を上乗せしても、プラセボを上乗せする場合と効果は変わらず、副作用は多い傾向にあるという結果が示されました。このことは、薬理学的には効果が期待できる治療法であっても、実際に臨床で有効であるかどうかは別である、ということを再確認するのに役立つのではないかと思います。私たち薬剤師が臨床現場で薬物治療を考える際には、薬理学や薬物動態学などの理論的な根拠や動物実験・in vitro の実験の結果に基づいた根拠で判断するだけではなく、実際に人に投与された臨床研究の結果を吟味し、現場に適応して良いかどうかを常に確認していきたいところです。

なお、この論文の結果を見ると、カリフォルニア・ロケットは臨床的に有効ではなさそうな印象を受けます。しかし、他の論文では抗うつ薬の併用が有効だったとする報告[3)]があること（内的妥当性は気になりますが）や、いくつかのガイドラインでもこの併用は選択肢として提示されているものである[4-6)]ことも踏まえると、現在この併用療法でうまくいっている場合には、あえて処方変更や中止を提案するまではしなくて良いのかな、と思っています。ただし、もし新しく処方される場合には、患者の状態や好み・忍容性に応じて、現在の処方薬を最大量まで増量する、他の抗うつ薬へ変更する[7)]、もしくは第 2 世代抗精神病薬[8-11)]やリチウム[11, 12)]の追加（ただし、保険適応の問題がありますが）などを優先的に提案するかもしれません。

また、そもそもうつ状態という病態は単純ではありません。単極性うつ病と診断されていたとしても、双極性感情障害など他の疾患や薬剤・薬物の影響、心理社会的な要因が隠れていることがあり、うつ状態に対する薬物療法は効果に限界がある場合も少なくありません。そのため、患者と信頼関係を構築しながらその言葉や話によく耳を傾け、状態や変化をよく観察し、気がついたことを主治医や担当スタッフにフィードバックすることも、薬剤師として忘れないようにしたいところです。

【参考文献】

1）仙波純一，監訳．ストール精神薬理学エセンシャルズ 神経科学的基礎と応用 第 4 版．メディカル・サイエンス・インターナショナル．2015.

2）Psychiatry Res. 2002; 110: 291-299. PMID: 12127479

3）Am J Psychiatry. 2006; 163: 1531-1541. PMID: 16946177

4）Taylor DM，他．モーズレイ処方ガイドライン 第 13 版 日本語版．ワイリー・パブリッ シング・ジャパン．2019.

5）Bauer M，他著．山田和男，訳．単極性うつ病の生物学的治療ガイドライン 第 I 部：大うつ病性障害の急性期と 継続期の治療 2013 年改訂版．星和書店．2014.

6）日本うつ病学会．日本うつ病学会治療ガイドライン　II．うつ病（DSM5）大うつ病性障害. 2016.

7）Prog Neuropsychopharmacol Biol Psychiatry. 2012; 38: 223-227. PMID: 22504727

8）JAMA. 2017; 318: 132-145. PMID: 28697253

9）Am J Psychiatry. 2009; 166: 980-991. PMID: 19687129

10）Cochrane Database Syst Rev. 2019; 12: CD010557. PMID: 31846068

11）J Clin Psychiatry. 2015; 76: e487-498. PMID: 25919841

12）J Clin Psychiatry. 2007; 68: 935-940. PMID: 17592920

28 day

補完代替医療

がん治療において、「補完代替医療」を選択することのリスク

JAMA Oncol. 2018; 4: 1375-1381. PMID: 30027204

がんの治療に際しては「できることは何でも試してみたい」と考えることから、ハーブや植物、ビタミン・ミネラル、特別な食事やマッサージなど様々なものが「補完代替医療」として用いられている。一部、QOL改善の効果が認められているものもあるが、これらが余命を延ばし、がんを根治させるという誤解も多く、がん治療に悪影響を及ぼしている可能性が指摘されてきた。そこで、「補完代替医療」（1）を選択した人の生存転帰を調査する研究が行われた。

研究デザイン：コホート研究（アメリカ）

対象：P	最低1つの標準治療を受けた転移のない乳がん、前立腺がん、肺がん、大腸がんの患者
介入：E	補完代替医療を併用した人（n=258）
対照：C	標準治療を受けた人（n=1,032）
結果：O	主：標準治療の遵守率、5年生存率
期間：T	

結果

■ 5年生存率：HR=1.70［95% CI: 1.24-2.34］
代替治療群：82.2% vs 標準治療群：86.6%
■死亡リスク：HR=2.08［95% CI: 1.50-2.90］

□標準治療の拒否率

外科手術	代替治療群：7.0% vs 標準治療群：0.1%
化学療法	代替治療群：34.1% vs 標準治療群：3.2%
放射線治療	代替治療群：53.0% vs 標準治療群：2.3%
ホルモン療法	代替治療群：33.7% vs 標準治療群：2.8%

1）補完代替医療
外科手術や化学療法・放射線治療・ホルモン療法・血液製剤や抗体製剤などを用いた、科学的根拠に基づく標準治療とは異なる施術・製品などのこと。患者のストレスや吐き気・痛みなどの症状、あるいは副作用を和らげる可能性が示唆されているものも存在し、標準治療と上手に組み合わせることはQOL向上にも役立つが、がん治療を妨げるものもあり、注意が必要。

患者から「補完代替医療」を相談された際、その想いは否定せず標準治療へのアクセスも維持する対応を見つけた

がん治療に限らず、「標準治療が最も安全かつ効果的である」という正論を述べるだけでは、なかなか人の心に響きません。不安の渦中にいる人間には、どうしても自分で見つけた「怪しげな治療法」の方が魅力的に見えてしまうことも多いからです。私自身、そういった患者をどうすれば説得できるのか、ずっと悩んでいましたが、この論文を読んで少し考え方が変わりました。

本研究では、「標準治療」を選択した人よりも、「補完代替医療」を選択した人の方が5年生存率は低いという結果が示されています。しかし、この生存率の低下は「補完代替医療」そのものの害というより、「標準治療」を拒否したことの影響ではないかと考察されています。つまり、「標準治療」は基本としてしっかり受けつつ、どうしても気になった「補完代替医療」だけは併用する、というスタイルであれば、ここまでの生存率悪化にはつながらない可能性があります。

もちろん、「補完代替医療」を勧める人が「標準治療」に否定的な傾向があることや、「補完代替医療」そのものが「標準治療」に悪影響を及ぼす可能性もあること、「補完代替医療」は経済的負担の大きなものが多い点などから、精査もせず積極的に推奨できるものではありません。しかし、「標準治療」へのアクセスを阻害しないもので、なおかつ身体的・経済的負担の小さなものであれば、無理に説得して止めさせる必要もないのかもしれません。患者やその家族が自分なりに考えて見つけ出した「補完代替医療」の選択肢を、薬剤師が頭ごなしに全否定してしまうのは得策ではないからです（そんなことをすれば、より「補完代替医療」の方へ傾倒していってしまう可能性すらあります）。

最近は、がん治療も通院で行えることが増え、薬局にもがん患者が訪れる機会は増えています。健康食品やサプリメントなどについての相談を受ける機会も多い薬局の薬剤師が、どこまでの非科学的な介入を許容するのか、どこからは医療従事者として止めるのか、その線引きを考える上でこの論文はとても参考になると思います。

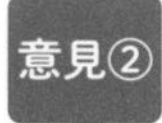

意見② 健康を目指すのではなく、穏やかな生活を維持するための手段としての補完代替医療の捉え方

がんの標準治療に対する患者の不安や懸念は決して小さくありません[1-3]。対照的に、「補完代替医療」は効果が期待でき、標準的ながん治療よりも副作用が少なく安全性が高いという認識を持つ人も多く存在します[4, 5]。本研究結果を活用する上で留意しておきたいのは、正論を押し付けるだけでは患者の生活は穏やかなものになり得ないということです。

医学的正論とはまさにエビデンスに示されている確率的な情報に他なりませんが、私たちは確率という数字そのものを生活の中で実感しているわけではありません。エビデンスが示している数字は、良くも悪くも人生を大きく変えてしまうことに注意が必要です。少しでも感染症のリスクを高めないように外出を控える。免疫力の増強に効果があるとされる美味しくもない健康食品を食べ続けるというように。ささやかではあるけれども穏やかな生活が、確率という数字の前に一瞬で消し飛んでしまうこともあり得るのです。

「患者の意思決定支援」という言葉をよく耳にしますが、1つだけ指摘しておきたいのは、支援すべき患者の意志を、医療従事者が明確にすくい上げることができるか？　ということです。「意志」とは、「能動的に発生するもの」と「受動的に発生するもの」の2つに区分できるように思われますが、現実は全くそうではありません。たとえ自己決定したとしても、その選択が致し方なく受け入れたものであれば、能動的な意思決定とは言えないでしょう。

行為の側からすれば能動的に見えても、本人の意志という観点からすれば、少なからず受動性を帯びていることも多いのです。完全に能動的な意思決定など存在しないし、能動や受動という概念はカテゴリーの問題というよりも、程度の問題だと言えます。意思決定支援といえば聞こえは良いですが、その決定に医療従事者の意志が相当に組み込まれている可能性について、常に意識的でありたいと思います。

「補完代替医療」で健康を目指すというよりは、穏やかな生活を維持するための手段として考えれば、本研究結果はネガティブにもポジティブにも受け取ることが可能かもしれません。インターネットが普及した超情報社会において、エビデンスは玉石混淆の情報をより分ける指針になり得ますが、同時に生活から穏やかさを奪う強い力を持っています。能動性や受動性という枠組みの外側で意思決定をするためには、判断は一人でするものではないということを前提にする必要があるように思います。

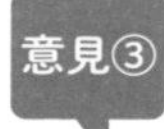

たくさんの選択を迫られるがん患者をサポートするために、薬剤師として知っておきたい論文

この論文は、2018年にアメリカから報告された後ろ向きコホート研究の報告です。標準治療を選択した場合と、標準治療を選択せずに「補完代替医療」を用いた場合で、がん患者の予後が異なるのではないかという仮説を立て、後ろ向き、つまり過去に遡り、がんと診断された患者約190万1,815人について調査を行っています。コホート研究を解釈する場合、対象となった患者像を詳しく捉えることが大切です。患者背景に偏りや特徴が生じている可能性があるからです。

本研究で「補完代替医療」を受けた258人の背景を確認すると、標準治療を受けた人より平均年齢が6歳若い、乳がん患者が多い、女性が多い、所得が高い、個人で民間の医療保険に加入している、高等教育を受けている、都市部に住んでいる人が多いなどの特徴がありました。なお、がんの病期はステージⅠが110人でした（このように、疾病に対する疫学的な視点も身につきます）。

がんと診断されると、医療従事者と患者は生命予後をかけて治療や生活スタイルを選別していきます。標準治療は生命予後を改善、もしくはがんを根治させるためのものですが、一方で副作用を伴う確率も高く、患者に与える不安が大きくなります。化学療法では薬剤によって脱毛が起きますし、手術療法では乳がんの乳房切除によって外見が大きく変化することもあります（乳房再建術もすべての人に適応するわけではありません）。こうした外見の変化は、非常にデリケートな問題です。がんと診断されてからの先の人生が長い若い人ほど、提示された治療方針に対し、割り切れない思いを抱くかもしれません。

一方、サプリメントやヨガなどに代表される「補完代替医療」は、通常の医療と異なり、気軽に使用できる印象を与えています。本研究の結果からも、自分が対応する患者の中には、標準治療を拒否して補完代替医療を受けたいと考える人がいるかもしれないこと、補完代替医療に対する期待が標準治療に対する不安の現れである可能性があることを、常に念頭に置いて対応した方が良いと感じました。

保険薬局の薬剤師は、薬剤服用歴をベースにがん患者の背景をよく理解し、副作用をモニタリングしながら日常生活をサポートする立場にあると思います。そんな中で、薬剤師はサプリメントなどについての相談を受ける機会も多い職種です。他の医薬品との相互作用を確認するのはもちろん、がん患者がサプリメントに「期待していること」や「その背景にある不安」を聞きとり、患者にアドバイスを行うこと、必要に応じて医師へ情報提供を行うことも大事です。

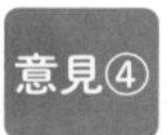

「正論」を押しつけるだけでは逆効果になることもある点を踏まえて、患者から相談された際の対応を考えた

この論文では、「補完代替医療」を選択すると、標準医療を受けた時と比べて死亡リスクが高いという結果が示されました。この論文に限らず、「補完代替医療」には科学的に十分な根拠があるとは言えず、標準医療と比べると患者にとって有害もしくは無益であることが多いのは言

うまでもありません。薬剤師が、医療従事者として患者に標準治療をきちんと受けてもらいたい、誤った選択をしないように手助けしていかなければならないと考えるのは当然のことと思います。

一方で、科学的な根拠の乏しい医療は巷に溢れています。正しい知識が広まっていないということも理由の１つですが、どんなに正しい情報を提供して治療の必要性を説いても、「医療従事者から見れば明らかに不利益が大きいと思う選択」をしてしまう人は、少なからず出てきます。そのような人の多くは、「より良い治療を受けたい」と思う一方で、藁をもすがる想いや医療への不信感、所属するコミュニティへの帰属意識など、様々な思いの中で悩んでいるのかもしれません。人の心は単純ではないので、「本当は間違っているかもしれない」ということに気づきながらも、やめたいのだけどやめられない、という気持ちになっていることもあり得ます。

人は誰でも相反する２つの思いを同時に抱くことがあります。これを「両価性[6)]」といいますが、この「両価性」の扱いには細心の注意が必要です。人は、「両価性」の片方の気持ちに肩入れされると、反対の行動を取ってしまう性質があるからです。つまり、「両価性」を抱えて悩んでいる人に、たとえ正論だとしても「医療従事者にとっての正しい知識」を押し付けることで、標準医療への否定的な気持ちを強化し、ますます科学的根拠の乏しい治療に傾倒させてしまう可能性がある、ということです。そのため、こういう場合はたとえ相手が「医療従事者から見れば明らかに間違ったこと」を言っていたとしても、まずはそれを指摘したり正したりせず、中立的な態度で、相手の気持ちを理解するよう努めながら傾聴・共感することが必要です[6, 7)]。薬剤師側から知識を提供したい時は、相手の感情や思いに十分に共感した上で、相手が知っていることや知りたいことを引き出してから、相手に許可を取った上で正しい知識を説明します。その上で、自分の説明に関してどのように思ったか尋ねると、より効果的です[6)]。

通常、人が変わるのには時間がかかります。いきなり「正そう」とするのではなく、焦らず上記のような話し方を実践するだけでも、随分と結果は変わってくるのではないかと思います。科学的な根拠の乏しいものに騙され、悲しんだり苦しんだりする人が少しでも減ることを願うばかりです。

【参考文献】
1）Int J Clin Oncol. 2017; 22: 793-800. PMID: 28386794
2）Cancer. 2002; 95: 155-163. PMID: 12115329
3）Eur J Cancer Clin Oncol. 1983; 19: 203-208. PMID: 6681766
4）BMC Complement Altern Med. 2015; 15: 99. PMID: 25887906
5）Forsch Komplementmed. 2015; 22: 24-29. PMID: 25824401
6）Miller W R, et al. Motivational Interviewing（Third Edition）: Helping People Change. Guilford Press. 2012.
7）堀越 勝，他．精神療法の基本：支持から認知行動療法まで．医学書院．2012.

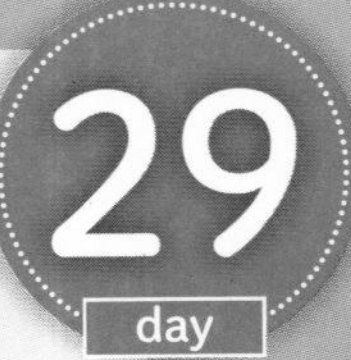

HPV ワクチン

HPV ワクチンの接種は、子宮頸部上皮内腫瘍（子宮頸がんの前病変）を減らすか

BMJ. 2019; 365: l1161. PMID: 30944092

子宮頸がんは世界中でも罹患率・死亡率の高いがんだが、先進国では積極的なスクリーニングによって死亡率は減少傾向にある。しかし、たとえ死亡には至らなくとも、妊娠・出産、あるいはその後の生活に多大な悪影響を与え得るため、HPV ワクチン（⚑1）によって予防することが重要である。そこで、スコットランドで行われた 12 ～ 13 歳の女性に対する 2 価の HPV ワクチン接種で、実際に 20 歳時点でどの程度、前がん病変である子宮頸部上皮内腫瘍（⚑2）が軽減されるか調査した。

研究デザイン：コホート研究（スコットランド）

対象：P	1988 年 1 月 1 日～ 1996 年 6 月 5 日に生まれ、20 歳までに子宮頸部の細胞診結果が記録された女性（n=138,692）
介入：E	2 価の HPV ワクチン接種（n=74,666 ※3 回接種は 68,480 人）
対照：C	非接種（n=6,402）
結果：O	主：20 歳時の子宮頸部上皮内腫瘍（前がん病変）
期間：T	

結果

■子宮頸部上皮内腫瘍

グレード 3 以上：89%減少［95% CI: 81-94%］

グレード 2：88%減少［95% CI: 83-92%］

グレード 1：79%減少［95% CI: 69-86%］

□年齢によるグレード 3 の違い

12 ～ 13 歳で接種：86%減少、17 歳で接種：51%減少

1）HPV ワクチン（2 価）

子宮頸がんは、日本でも年間で約 2,800 人が死亡し、特に 20 〜 40 代と若い世代での罹患が多いがん。しかし、その原因の 95％以上がヒトパピローマウイルス（HPV）の感染とされており、特にがんへ進行しやすい HPV16 型・HPV18 型の感染を防ぐワクチンが開発されている。世界 80ヶ国以上で接種が進んでいる（より効果の高い 9 価ワクチンが導入されている国もある）が、日本では「ワクチン接種後の体調不良」に関して報道が過熱したこともあり、接種率は 1.0％未満にまで低下したままになっている[1,2]。

2）子宮頸部上皮内腫瘍（CIN：Cervical Intraepithelial Neoplasm）

HPV 感染によって生じる、子宮頸部上皮の粘膜内腫瘍のこと。子宮頸部異形成とも呼ばれ、子宮頸がんの前段階（前がん病変）として知られる。自覚症状を示さないことが多く、子宮がん検診を受けなければ見つかる機会はほとんどない。実際に子宮頸がんを発症するまでには長い年月がかかるため、現在はこの前がん病変をアウトカムにしてワクチンの効果が検証されている。軽度異形成（CIN1）、中等度異形成（CIN2）、高度異形成・上皮内がん（CIN3）に分類される。

Break Time 〜論文を読む時の Tips 〜

「利益相反（COI）」

利益相反は、「あってはいけない」のではなく、「適切に管理しなければならない（例：情報開示する）」ものと言えます。臨床試験を実施するには莫大な費用がかかるため、国や研究機関、製薬企業から資金援助を受けなければ実施できないことも多いからです。こうした資金援助の実態は、論文の「Funding」の項目にも書かれています。

意見① HPVワクチンの重要性を改めて確認できる論文

この論文について述べる前に、Human papilloma virus（HPV）とHPV関連疾患、HPVワクチンについて簡単に復習したいと思います。HPVの感染経路は主に性交渉であることが知られています。HPVへの感染は通常性的活動の開始後すぐに起こり[3)]、感染のピークは一般的に10代後半から20代前半と言われています[4)]。HPV感染から浸潤がんに至る過程として、ハイリスクHPVの子宮頸部上皮への感染 → 一部が持続感染 → 感染細胞の悪性化により前がん病変に進展 → 最終的に浸潤がんに至ります[5)]。HPVは200種類以上あると言われており、この論文で取り上げられている子宮頸がんの他、女性の外陰がんおよび膣がん、男性の陰茎がん、女性と男性の肛門がんおよび中咽頭がん、また尖圭コンジローマなどとも関連しています[6, 7)]。HPVで特にハイリスクなものは16, 18型で、子宮頸がんの約70%がこれらによって引き起こされています[5, 8)]。今回の論文で使われた「2価HPVワクチン」はこの16, 18型をカバーしたものです。また、6, 11型はローリスクタイプですが、尖圭コンジローマの原因の約90%を占めています[5, 8)]。日本でも上市されている「4価HPVワクチン」は、上述の16, 18型に加え、この6, 11型もカバーしたものです。また、海外では9価HPVワクチンが使用されており、上述の4つに加えて、発がんに関連する31, 33, 45, 52, 58型の5つのタイプをカバーしています[8)]（日本でも承認の方向で進んでいます）。

さて、本論文はスコットランドにおける全国的なワクチンおよび子宮頸がんスクリーニングプログラムを後ろ向きに評価した研究です。対象患者は、1988～1996年の間に出生し、20歳時点で子宮頸がんの細胞診の結果が記録された13万8,692人の女性で、1988年出生のワクチン未接種女性と比較して、1995～1996年出生のワクチン接種女性では、前がん病変であるCIN1（軽度異形成）、CIN2（中等度異形成）、CIN3（高度異形成）がいずれも約80～90%減少したという結果が得られています。また、接種年齢が若いほど予防効果が高く、加えて、1995～1996年出生の集団では、ワクチン未接種群においても前がん病変が減少するというherd protection（集団免疫効果）が見られています。

ディスカッションでも述べられていますが、「2価HPVワクチン」の同様の免疫効果および集団免疫効果は他の論文でも示されており[9]、また、「4価HPVワクチン」のシステマティックレビューでは、HPV 6, 11, 16, 18の感染が最大で約90%、尖圭コンジローマが約90%、低悪性度の細胞学的子宮頸部異常が約45%、高悪性度の細胞学的子宮頸部異常が約85%低下したことが報告されています[8]。コクランレビューでも2価および4価HPVワクチンのエビデンスが示されている[5]など、その有効性の報告は多くあります。

しかし、残念ながら日本では2013年6月以降、HPVワクチン接種の積極的勧奨が中止されたままとなっています。数理モデルを用いた研究では、このまま50年間HPVワクチンの接種が再開されなかった場合、計5万5,800～6万3,700人が超過罹患し、9,300～1万800人が超過死亡すると推定されています。一方、2020年にHPVワクチン接種を速やかに再開し、かつ13～20歳にキャッチアップ（未接種対象者の50%に接種）を行った場合、4万6,500～5万3,300人（83～84%）の超過罹患と7,100～8,600人（76～80%）の超過死亡を防ぐことが可能と示されています[10]。HPVワクチン接種による副反応についてはしっかりとした対応が必要ですが、HPVワクチン接種により本来恩恵を受けられるはずの世代への対応との両立は可能であると考えます。薬剤師として、科学的根拠に基づいた医療政策の決定を希望します。

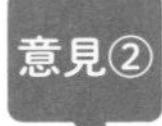

観察研究の結果ではあるが、HPV ワクチンの有効性を支持する貴重なデータ

コホート研究において、ワクチンを接種した集団（曝露群）と、接種しなかった集団（非曝露群）で、潜在的な健康リスクが異なっているために生じる研究結果への影響を「healthy-vaccinee effect」と呼びます。一般的に、ワクチンを接種した集団は健康への関心が高く、健診などの予防医療を積極的に利用する傾向にあり、潜在的に健康リスクが低いと考えられます。他方で、ワクチンを接種できなかった集団は、ワクチンの予防効果が期待できない余命の限られた集団、あるいはワクチンを接種できる健康状態にない、つまり健康リスクが高い傾向にあると言えるかもしれません。コホート研究では、このような被験者背景の差異によって、ワクチンの有効性が過大に見積もられてしまうこともあり、解釈に注意が必要です。特にインフルエンザワクチンにおいては、healthy-vaccinee effect の影響により、一般的なコホート研究で死亡リスクとの関連を評価することは困難であると言われています[11)]。

本研究では、1988 ～ 1996 年にスコットランドで出生し、20 歳時点で子宮頸部の細胞診検査データが確認できた集団が解析されています。若年集団を対象としていることから、高齢者集団ほど健康状態のばらつきは大きくなく、ワクチン接種者と非接種者の間に生じ得る健康リスクの差異は小さいかもしれません。また、スコットランドでは 2008 年に HPV ワクチンの定期接種が導入されたことを利用し、1988 年生まれでワクチンを接種していない集団と 1995 ～ 1996 年生まれでワクチンを接種した集団を比較していることも、healthy-vaccinee effect の影響を小さくしている可能性があります。

1 つだけ指摘をするのであれば、本研究では細胞診検査データが取得できた女性のみを解析の対象としている点でしょう。一般的に HPV ワクチンを接種している女性では子宮頸がん検診を受ける可能性が高く、健康に対する関心が高いと言えます[12)]。つまり、本研究におけるワクチン接種群は潜在的に健康リスクの低い健常集団に偏っている傾向にあり、実際的な HPV ワクチンの効果を過大に評価していると言えるかもしれません。とはいえ、子宮頸がんはその発症要因がほぼ全例で HPV 感染である[13]ことを踏まえれば、本研究の結果に疑念の余地は少ないでしょう。HPV ワクチンの有効性はこれまでの研究結果[5, 14]や病態生理学的背景からも明らかであり、日本においても積極的な接種の勧奨が望まれます。

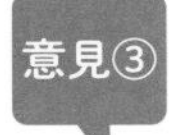

メディアの情報に惑わされない、冷静に事実を検証できる薬剤師になるためには、論文からの情報収集も大事

一部の日本人は、HPV ワクチンを「危険なワクチン」だと思っています。これは、定期接種が始まってすぐの頃に、テレビや新聞で「ワクチン接種後の体調不良」が大々的に報道され、まるで「危険なワクチン」であるかのように印象付けられたことが主な原因と考えられます。

しかし、HPV ワクチンは現在世界 80ヶ国以上で接種が進み、本研究のように有効性を示す報告の他、安全性の報告も増えています。実際、日本人女性を対象にした調査でも、HPV ワクチン接種が様々な身体症状の増加とは関連しない[15]ことや、重篤な副反応が顕著に増えることはない[16]という結果が得られており、HPV ワクチンは決して「危険なワクチン」ではないことが示されています。にもかかわらず、こうした HPV ワクチンの有効性や安全性の情報は、現在ほとんど報道されることがありません。そのため、HPV ワクチンが今も定期接種（公費負担）の対象であることを知らないどころか、HPV ワクチンに HPV 感染や前がん病変の予防効果があるという事実も、約 7 割の国民が知らないという状況です[17]。これには、日本の大手新聞社 4 社が HPV ワクチンに関して有害事象や訴訟の問題ばかりを扱い、子宮頸がんについての啓発や、WHO・産科婦人科学会など専門機関の声明をほぼ取り扱ってこなかった[18]ことも大きく関係しています。

ワクチンは、自分たちが日頃扱う薬ではないため、この問題について関心の薄い薬剤師も少なくありません。しかし、テレビや新聞だけを情報源にしていると、得られる情報の偏りは大きくなってしまいます。公衆衛生を司る専門職として冷静に事実を検証するためには、こうした世界で行われている研究の情報を医学論文から積極的に収集することが大切です。

なお、この HPV ワクチンに関する問題では、ワクチン接種歴の有無にかかわらず、中学 3 年〜大学 3 年生相当の年齢では何らかの体調不良を呈する人が一定数存在するということが明らかになったわけです。であれば、ワクチン接種の推奨と併せて、その体調不良に対するフォローや治療方法の確立は、並行して行うべき重要な課題だと考えています。

【参考文献】

1）日本産科婦人科学会．子宮頸がんと HPV ワクチンに関する正しい理解のために．
http://www.jsog.or.jp/modules/jsogpolicy/index.php?content_id = 4
2）Cell. 2018; 172: 1163-1167. PMID: 29522737
3）J Infect Dis. 2008; 197: 279-282. PMID: 18179386
4）Lancet Infect Dis. 2007; 7: 453-459. PMID: 17597569
5）Cochrane Database Syst Rev. 2018; 5: CD009069. PMID: 29740819
6）Lancet Oncol. 2005; 6: 204. PMID: 15830458
7）Virology. 2013; 445: 21-34. PMID: 23932731
8）Clin Infect Dis. 2016; 63: 519-527. PMID: 27230391
9）Lancet Infect Dis. 2017; 17: 1293-1302. PMID: 28965955
10）Lancet Public Health. 2020; 5: e223-e234. PMID: 32057317
11）BMC Infect Dis. 2015; 15: 429. PMID: 26474974
12）Br J Cancer. 2016; 114: 576-581. PMID: 26794278
13）CMAJ. 2001; 164: 1017-1025. PMID: 11314432
14）Lancet. 2019; 394: 497-509. PMID: 31255301
15）Papillomavirus Res. 2018; 5: 96-103. PMID: 29481964
16）J Infect Chemother. 2019; 25: 520-525. PMID: 30879979
17）日本医療政策機構．2019 年 日本の医療に関する世論調査．
https://hgpi.org/research/hc-survey-2019.html
18）BMC Public Health. 2019; 19: 770. PMID:31208394

COLUMN HPV ワクチンは、今も「定期接種」の対象

2020 年 5 月現在、HPV ワクチンの「積極的勧奨」は差し控えられたままですが、「定期接種」の対象ではあります。つまり、接種対象者に個別に接種を勧めるような連絡・通知は届きませんが、対象年齢（12 ～ 16 歳＝小学校 6 年～高校 1 年生相当）であれば公費で接種可、つまり自己負担なしの無料で接種できるということです。なお、市町村によっては独自にワクチン接種の通知を始めているところもあります（日本産科婦人科学会は、こうした活動を支持する表明も出しています[1)]）。

また、予防接種法に基づく救済制度の申請も可能ですので、万が一、接種後に重篤な有害事象が発生した場合には、審査の後に必要な補償を受けられる場合があります。

日本における低いワクチン接種率の原因として、こうした積極的勧奨の中断によって、「国民がワクチンの存在自体を知らない」可能性も指摘されています。薬剤師がいきなり接種を呼び掛けるのは難しいかもしれませんが、まずは専門学会や各都道府県の医師会などが配布している啓発ポスターの掲示などから始めてみるのも良いかもしれません。

HPV ワクチン定期予防接種の啓発ポスターの例

・日本小児科医会：https://www.jpa-web.org/blog/2020/02/04/228
・兵庫県産科婦人科学会：
https://www.hyogo.med.or.jp/file/2019/12/20191218-poster01.pdf

【参考文献】

1）日本産科婦人科学会．日本産科婦人科学会は自治体が行う HPV ワクチン（子宮頸がん予防ワクチン）が定期接種対象ワクチンであることの告知活動を強く支持します．
http://www.jsog.or.jp/modules/statement/index.php?content_id＝38

抗認知症薬

30 day

認知機能障害が軽度のうちから、「コリンエステラーゼ阻害薬」を服用することの有益性

Cochrane Database Syst Rev. 2012;（9）: CD009132. PMID: 22972133

認知症によって患者の自立性が失われたり、患者やその家族のQOLが低下したりすることは、高齢化が進む社会において重要な課題となっている。早期発見・早期治療はその有効な対抗手段とされているが、認知症の進行を防ぐ「コリンエステラーゼ阻害薬（🚩1）」が、認知症の前段階とされる軽度の認知機能障害を呈する人に対して有益であるかは明らかになっていなかった。そこで、「コリンエステラーゼ阻害薬」の有効性・安全性を評価する調査が行われた。

研究デザイン：システマティックレビューのメタ解析
（9件の研究、n=5,149）

対象：P	軽度の認知機能障害がある成人
介入：E	コリンエステラーゼ阻害薬
対照：C	プラセボ
結果：O	主：12、24、36ヶ月時点での認知症の進行度と有害事象リスク
期間：T	

結果

■認知症の進行度
12ヶ月：RR=0.69［95% CI: 0.47-1.00］（3試験、n=2,560）（🚩2）
24ヶ月：RR=0.67［95% CI: 0.55-0.83］（2試験、n=2,048）
36ヶ月：RR=0.84［95% CI: 0.70-1.02］（2試験、n=1,530）

□安全性：RR=1.09［95% CI: 1.02-1.16］
下痢：　RR=2.10［95% CI: 1.30-3.39］
吐き気：RR=2.97［95% CI: 2.57-3.42］
嘔吐：　RR=4.42［95% CI: 3.23-6.05］
筋痙攣／脚痙攣：RR=7.52［95% CI: 4.34-13.02］
頭痛：　RR=1.34［95% CI: 1.05-1.71］
意識喪失・めまい：RR=1.62［95% CI: 1.36-1.93］
不眠症：RR=1.66［95% CI: 1.36-2.02］
悪夢：　RR=4.25［95% CI: 2.57-7.04］

1）コリンエステラーゼ阻害薬

「ドネペジル」や「リバスチグミン」などに代表される、抗認知症薬。錠剤からゼリー製剤、さらに貼付薬まで豊富な剤型が揃っており、様々な状況に応じて使いやすい薬を選べるようになっている。しかし一方で、日本では総処方の47％が、有益性の根拠に乏しい85歳以上の高齢者に処方されているというデータも示されている[1]など、過剰処方の問題も生じている。

2） RR：Risk Ratio（リスク比）

危険因子に曝露した場合、それに曝露されなかった場合と比べて、何倍ほどその疾患を発症するリスクが高くなるか、を示す指標。今回の論文では、下痢のリスク比が2.10になっていることから、コリンエステラーゼ阻害薬を投与された人は、投与されなかった人に比べて下痢を2.1倍起こしやすい、ということを意味する。

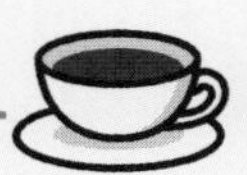

Break Time ～論文を読む時の Tips～

「薬の効果をどう表現するか」

薬に対して、「患者が期待している効果」と「臨床試験から見える効果」に乖離があることは、よくあります。薬の効果を過小評価しているとアドヒアランスの低下や病気の再発・発症などのリスクにつながることはよく知られていますが、薬に対する過剰な期待も将来的には失望や医療への不信感につながる可能性があります。薬の効果を「どんな言葉で表現するか」は、薬剤師の腕の見せどころでもあります。

意見① 介護者の余裕を作るという視点から「薬の効果」を考えれば、患者や家族の価値観を重視して薬を使える

認知機能低下に対する「早期発見・早期介入」が声高に叫ばれていますが、現時点で症状の進行を食い止める、もしくは改善できる有効な手段は、本研究も含めて報告されていません。軽度認知障害（以下、MCI）に対するOTCやサプリメントの認知機能抑制効果を検証した報告を集めたシステマティックレビュー[2]でも、有効な介入は見つからなかったと結論づけられています（ただし、近年ドラッグストアで認知症への効果を期待して販売されている遠志（おんじ）や人参養栄湯は調査対象には入っていません）。

そもそも、「コリンエステラーゼ阻害薬」を含む抗認知症薬は、「認知症を治療する薬」ではなく、「見かけの認知機能低下を抑制する薬」に過ぎない点は認識しておくべきだと思います。今回の研究で、発症抑制効果が証明されなかったのも、納得できる面はあります。見かけの認知機能低下を抑制するという抗認知症薬の効果は、軽度～中等度～重度の各段階にとどまる時間を延長する、と表現できることになるからです。

ここで問題となるのが「中等度」の時期です。この時期はBPSDと呼ばれる周辺症状が最も起こりやすい時期です。この時期の患者を介護している方から、「薬が効いていない気がする」という相談を受けた経験がある方も多いはずです。抗認知症薬は、本人のできることを増やすことによって介護負担を軽減し、そのことで介護者の余裕を作り、それが本人への対応にも余裕を持たせることにつながる……という、回りまわった効果こそが「真の効果」だと私は考えています。そのため、服薬によって「介護がしやすくなった」と介護者が感じられているのであれば、その服薬には十分に価値があると思います。

エビデンスが示す効果が微妙であるほど、適用には「患者・家族の価値観」が占めるウエイトが大きくなります。効果が微妙だと思っても「飲みたい」という希望が強いなら、服用に問題がない限り継続で良いですし、「飲んでもらっても介護が楽になった気がしない」のであれば、中止のチャレンジは十分許容されると思います。

なお、本研究は「コリンエステラーゼ阻害薬」での検証でしたが、採用されたRCTは全体で8件（1年目3件、2年目2件）と研究数・サンプルサイズともに小さく、脱落の多さから有効性の過大評価や有害事象発生の過小評価となってしまった恐れがある点には注意が必要です。

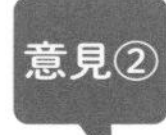

「早期発見」の宣伝もされる中、薬剤師として薬の意義は正確に把握して患者対応したい

この論文で、認知症の前段階といわれるMCIの患者に3年間「コリンエステラーゼ阻害薬（ChEI）」を使っても、認知症への進行を抑制することなどの効果は乏しく、むしろ副作用が多いという結果が示されました。他の研究でも同様に、MCIに対して「コリンエステラーゼ阻害薬」を使用する意義がないとする論文[3)]があります。

近年、テレビなどでは認知症を早期発見して、認知症の進行を遅らせるために早く治療を受けさせよう、という宣伝が行われていますが、本研究の結果を見る限り、MCIの段階で認知機能の低下を早期発見しても、「コリンエステラーゼ阻害薬」を使用する意味はほとんどなさそうです。そもそも、MCI自体は認知症へ進展しないことも少なくないとする論文[4)]や、20％ぐらいの人は数年以内に正常範囲に回復するという論文[5)]もあり、あえて認知機能低下を早期発見する意義は薄いようにも思えます。「認知機能の低下が少しでも見られたら認知症の始まり」と判断し、早期からすべての人に「コリンエステラーゼ阻害薬」を使用する、というのはあまりにも短絡的だと感じています。

多くの人は、自分や身近な人が認知症になることを恐れています。少し前に「早期発見、早期絶望」という言葉が一部で話題になりましたが、認知機能の低下を早期発見できたとしても、今後はだんだん悪化していく上に、大して有効な治療法がないと聞かされれば、早期発見することは、ただ患者や家族の苦しみや悩む時間を増やすだけになるかもしれません。これでは、患者や家族の残りの人生を台無しにしてしまいかねません。一方、早期発見することで、当人たちが今後の人生をどうしていくのかを建設的に考え、認知機能が低下していくことへ備えていくきっかけとなるならば、早期発見にも意義はあるかもしれません。どちらにしても、薬剤師は薬の意義を正確に把握した上で、患者やその家族の気持ちをしっかりと受け止めて、その不安を解消できるように努める必要があると思います。

MCI の段階では効果の乏しい抗認知症薬ではありますが、最近の観察研究では、軽度の認知症を含めて抗認知症薬が患者の死亡率を低下させるかもしれないという論文[6, 7)]が出ています。観察研究なので因果関係を説明できないことや、MCI の患者で検証したわけではないことは解釈する上で注意が必要ですが、もしかすると早期から「コリンエステラーゼ阻害薬」を使用することに認知機能の低下の抑制以上の良い効果が見つかり、今後は認知症の早期発見の意義も変わってくるのかもしれません。今後の研究に期待したいところです。

薬が良い選択肢にならないと判断したのであれば、薬以外にどんな対応ができるのかを幅広く考えることも大事

保険薬局に勤務していると、高齢の患者から「最近物忘れが多くて認知症かなと思っているんだけど、認知症の薬は早めに飲み始めた方が良いのかな？」といった不安を聞く機会は少なくないのではないでしょうか。そうした方への対応を考える際、本研究が役立ちます。

本研究は、MCI がある人に対する「コリンエステラーゼ阻害薬」の安全性と有効性を評価したメタ解析です。結果は、認知症の進行や MCI 患者のスコアを改善させることはない、というものでした。この結果を受けて、冒頭の患者に「早期に薬を飲めば良いってものでもないですよ」と答えるのも 1 つかもしれませんが、果たしてこんな何の解決にもならない回答で良いのかと疑問も残ります。そんな時に私がするのは、論文の用語や背景を改めて調べ直すことです。論文の結果だけを見て、その全容をわかった気になってしまうことは、よくあるからです。

本研究で言えば、「MCI とはどのような状態なのか？」「認知症との違いは何なのか？」「“コリンエステラーゼ阻害薬”に効果が期待できないとすると、他にはどんな方法があるのか？」といった点です。実際、MCI に効果的な介入は現在のところほとんど報告されていません。そのため、何かで物忘れという症状を減らすことを目標にするよりも、物忘れが増えても困らない生活の準備を進めるアドバイスをした方が、患者やその家族にとってはより生活に役立つ情報になるかもしれません（薬剤師として、薬が良い選択肢にならないと判断したのであれば、薬以外の方法を考えることも時には必要です）。

EBM の 5 つのステップのうちステップ 4（情報の適用）の部分では、エビデンス（科学的根拠）、患者の病状と周囲を取り巻く環境、患者の意向と行動、医療従事者の臨床経験、の 4 つの要素を考慮すべきとされています。病態を含めた背景知識を学び直すことは、目の前の患者の病状をより詳しく把握したり、何を重視した治療・対応をすれば良いかを考えたりするきっかけになります。論文から得られる示唆は非常に多いため、「こうしなければならない」というよりも、「こんなこともできるかもしれない」と選択の幅が広がるはずです。私自身、日常業務の中で医師とよく情報共有をしていますが、その際には病態の背景知識や論文情報をしっかり知っておくことで、こうした柔軟な考えができるようになり、医師との協働がしやすくなることも感じています。

【参考文献】
1）Int J Geriatr Psychiatry. 2018; 33: 1286-1287. PMID: 29781202
2）Ann Intern Med. 2018; 168: 52-62. PMID: 29255909
3）CMAJ Open. 2015; 3: E419-427. PMID: 26770964
4）Acta Psychiatr Scand. 2009; 119: 252-265. PMID: 19236314
5）Clin Geriatr Med. 2013; 29: 753-772. PMID: 24094295
6）Age Ageing. 2018; 47: 88-94. PMID: 28655175
7）Alzheimers Dement（N Y）. 2019; 5: 431-440. PMID: 31517030

INDEX

日本語索引

あ行

か行

さ行

INDEX

た行

な行

は行

ま行

や行

ら行

わ行

外国語索引ほか

INDEX

【編著者プロフィール】

児島 悠史（こじま　ゆうし）

2011年に京都薬科大学大学院を修了後、薬局薬剤師として活動。日本薬剤師会J-PALSCL6。Fizz-DI代表、株式会社sing取締役。
「誤解や偏見から生まれる悲劇を、正しい情報提供と教育によって防ぎたい」という理念のもと、WebやSNSを使った情報発信・共有、メディア監修などにも携わる。
主な著書に、『薬局ですぐに役立つ薬の比較と使い分け100（羊土社）』『OTC医薬品の比較と使い分け（羊土社）』がある。

上田 昌宏（うえだ　まさひろ）

2013年兵庫医療大学薬学部卒業、薬学博士。兵庫医科大学病院薬剤部勤務を経て、2019年4月より摂南大学薬学部に着任。2019年度日本薬学教育学会　教育研究奨励賞受賞。
卒業後すぐにEBMに触れ、その魅力を伝えたくEBM普及活動を行っている。活動中に教育研究に魅せられ、EBM普及活動とともに薬学教育研究に奔走中。

・協力

青島 周一（あおしま　しゅういち）

2004年城西大学薬学部卒。保険薬局勤務を経て2012年より医療法人社団徳仁会中野病院勤務。NPO法人AHEADMAP共同代表。
主な著書に、『視野を広げるエビデンスの読み方—医学論文を読んで活用するための10講義—（中外医学社）』『医療情報を見る、医療情報から見る—エビデンスと向き合うための10のスキル（金芳堂）』『デマ情報にもう負けない！おもしろ医学論文イッキ読み（ライフサイエンス出版）』がある。

1日1論文、30日で、薬剤師としてレベルアップ！

医学論文の活かし方

2020年11月1日　第1版第1刷 ©
2021年1月31日　第1版第2刷

編著……………児島悠史　KOJIMA, Yushi
　　　　　　　　上田昌宏　UEDA, Masahiro
発行者…………宇山閑文
発行所…………株式会社金芳堂
〒606-8425 京都市左京区鹿ヶ谷西寺ノ前町34番地
振替　01030-1-15605
電話　075-751-1111（代）
https://www.kinpodo-pub.co.jp/
組版……………株式会社データボックス
印刷・製本……モリモト印刷株式会社

落丁・乱丁本は直接小社へお送りください．お取替え致します．

Printed in Japan
ISBN978-4-7653-1843-3